Klevers Kompass

Kalorien & Fette

KATRIN KLEVER
JOHANNA DRIES

Ein Wort zuvor

GESUND UND SCHLANK BLEIBEN! Mit dem **Kompass Kalorien & Fette** ist es kein Problem, Kalorien zu sparen und schlank zu bleiben. Auf einen Blick erfahren Sie, welche Lebensmittel »Kalorienbomben« sind und welche sehr viel Fett enthalten. Im **Kompass Kalorien & Fette** sind mehr als 4000 Lebensmittel übersichtlich gegliedert aufgelistet. Das umfassende Nachschlagewerk ist mit mehr als drei Millionen verkauften Exemplaren ein Bestseller, der auch Ihnen helfen wird, gezielt Kalorien bzw. Fette einzusparen.

PRAKTISCH UND KOMPAKT! Kalorienbewusstsein beginnt schon beim Einkauf. Also nehmen Sie den Kompass einfach mit, wenn Sie Lebensmittel einkaufen. Oder hätten Sie gewusst, dass zum Beispiel Sahnequark mehr als doppelt so viele Kalorien und einen fast 40-mal höheren Fettgehalt hat als Magerquark? Auch beim Kochen und Zubereiten von Gerichten lässt sich eine Menge Fett einsparen. Ein Beispiel: Der Esslöffel Öl für die Salatsauce hat mehr Kalorien als die ganze Schüssel Blattsalat. Deshalb lautet die Devise: Kalorien- und fettreiche Lebensmittel sofort erkennen, egal ob beim Einkaufen, im Restaurant oder zu Hause!

INFORMATIV UND AKTUELL! Wie viele Kalorien brauche ich am Tag? Wie viel Energie wird beim Sport verbrannt? Was ist eine vernünftige, gesunde Ernährung? Welches ist mein optimales Gewicht? Die Antworten liefern Ihnen die einleitenden Kapitel. Dort finden Sie Ernährungstipps, die auf dem aktuellen Stand der Wissenschaft sind.

Katrin Klever und Johanna Dries

So helfen Ihnen die Tabellen

In dieser Ausgabe finden Sie die aktuellsten Kalorien- und Fettwerte ausgewählter Nahrungsmittel und Getränke.

Die Tabellen umfassen:
- Grundnahrungsmittel
- Light-Produkte
- Bio-Produkte
- exotische Früchte und Gemüse
- Tiefkühl-/Fertiggerichte
- alkoholische und alkoholfreie Getränke

Die insgesamt über 8000 Kalorien- und Fettwerte sind in **zwei großen Tabellen** zusammengestellt:
- Nahrungsmittel und Getränke von A bis Z (Seite 22–113)
- Essen außer Haus (Seite 114–126)

TIPP

In anderen Kalorien- und Fetttabellen werden Sie vielleicht abweichende Werte finden. Das kann an unterschiedlichen Untersuchungsmethoden oder leicht abweichenden Rezepturen, beispielsweise für Fertigprodukte, liegen. Kein Problem, denn groß sind die Unterschiede kaum. Aber verwenden Sie möglichst nur eine Tabelle.

So finden Sie sich in den Tabellen zurecht

Um Ihnen den Umgang mit den Tabellen zu erleichtern, sind alle Begriffe alphabetisch geordnet beziehungsweise in Sachgruppen eingeteilt.

Manche Produkte der Lebensmittelindustrie wie Hanuta, Gustin und Obstgarten sind unter der jeweiligen Produktbezeichnung zu finden.
Falls Sie das eine oder andere Nahrungsmittel nicht finden, können Sie den Wert vergleichbarer Lebensmittel oder Gerichte einsetzen.

BEISPIEL BONBONS

Der Energiewert von Bonbons entspricht dem von Zucker. Rechnen Sie einfach auf die gewünschte Menge um. Zucker enthält 400 kcal pro 100 Gramm. Ein Bonbon von 5 Gramm dementsprechend 20 kcal.

Gibt es mehrere ähnliche Produkte, sind bei Kalorien und Fett Durchschnittswerte (i. D.) angegeben.
Finden Sie innerhalb der Spalte »Fett (g)« keinen konkreten Wert, sondern ein »+«, so bedeutet dies, dass Fett in diesem Nahrungsmittel und bei der angegebenen Portionsgröße nur in Spuren vorhanden ist.

Wenn es zwischen dem **Kompass Kalorien & Fette** und anderen Nährwerttabellen bei einigen Produkten zu Zahlenschwankungen kommt (siehe Seite 4), kann dies an der unterschiedlichen Herkunft der Nahrungsmittel liegen.
In der Tabelle sind auch Bezeichnungen für Lebensmittel enthalten, die in Österreich und der Schweiz gebräuchlich sind oder sich in den deutschen Landstrichen unterscheiden. So finden Sie in der Tabelle sowohl die Bezeichnung Tomaten als auch Paradeiser. Wenn nicht anders angegeben, beziehen sich die Werte bei Tiefkühl- und Fertiggerichten auf das nicht zubereitete Produkt.

INFO

Wenn von Kalorien die Rede ist, sind immer Kilokalorien (kcal) gemeint. So ist der allgemeine Sprachgebrauch.

Mit diesen Mengen und Portionen können Sie rechnen

Für jedes Lebensmittel und jedes Getränk sind exakte Mengen ausgewiesen; nur so ist eine genaue Kalorien- und Fettberechnung möglich.

INFO

Sind keine Mengen angegeben, beziehen sich die Werte auf 100 Gramm essbaren Anteil des Lebensmittels. Das bedeutet bei Gemüse geputzt, bei Fleisch ohne Knochen, bei Fisch ohne Gräten.

Um Ihnen umständliches Rechnen zu ersparen, sind bei einigen Zutaten wie Öl, Fett, Soßen und Marmelade Angaben für Teelöffel und Esslöffel sowie bei einigen Lebensmitteln, zum Beispiel Brot, Wurstwaren und Schokolade, Angaben für Scheibe oder Stück gemacht.

TIPP

Eine Übersicht der gebräuchlichsten Maße und der verwendeten Abkürzungen finden Sie auf einen Blick auf Seite 21.

Bei **Getränken** sind übliche Trinkmengen in Litern, Zentilitern oder Millilitern angegeben. Der eine oder andere Cocktail oder Likör enthält auch Fett. Falls keine genauen Werte vorliegen, finden Sie an der betreffenden Stelle ein »*« – orientieren Sie sich dann am Kaloriengehalt.
Bei allen **Tiefkühlgerichten (TK)** mit der Packungsangabe »2 bis 3 Portionen« sind zwei Portionen berechnet worden, weil das realistischer ist. Häufig finden Sie auch die Angabe in Gramm.

Bei **Kuchenmehlen** und fertigen **Backmischungen** (**BM**) ist immer der nach Anweisung zubereitete Kuchen berechnet, entweder pro Stück oder 100 g.
Bei **Desserts** (Puddings, Cremes, Götterspeisen und ähnlichen Produkten) bezieht sich die Nährwertangabe auf den Packungsinhalt, geteilt durch die auf der Packung angegebene Anzahl der Portionen.

Wie viele Kalorien brauchen Sie täglich?

Jeder Mensch braucht Energie zum Leben – ob zum Atmen, zum Laufen oder zum Arbeiten. Unsere Nahrung dient dabei als Energielieferant. Der Stoffwechsel unseres Körpers kann aus den einzelnen Bestandteilen der Nahrung wie in einem kleinen Kraftwerk Energie gewinnen und beispielsweise in Wärme umwandeln, damit unsere Körpertemperatur konstant bei 37 °C liegt. Außerdem liefert die Nahrung den nötigen »Brennstoff« für unsere Nervenzellen, damit diese einwandfrei funktionieren.

WAS IST EINE KALORIE?

Wie viel Energie (Brennwert) in einem Nahrungsmittel steckt, kann gemessen und berechnet werden. Die Maßeinheit dafür ist die **Kilokalorie** (kcal) bzw. das **Kilojoule** (kJ). 1 kcal entspricht der Energiemenge, die nötig ist, um 1 Liter Wasser um 1 °C zu erwärmen. Da meist mit Kalorien gerechnet wird, wurde in den Tabellen auf Jouleangaben verzichtet. Wer dennoch die Kilojoule bestimmen möchte, multipliziert einfach die Kilokalorien-Angabe mit 4,184. Vereinfacht gilt: 1 kcal = 4 kJ.

Die wichtigsten Energielieferanten

Die drei Grundnährstoffe Kohlenhydrate, Eiweiß (auch Proteine genannt) und Fett haben im Körper unterschiedliche Funktionen. **Kohlenhydrate** liefern schnell verfügbare Energie. Es gibt zwei Formen: Einfachzucker und Mehrfachzucker. Einfachzucker, wie der klassische Haushaltszucker, wird sehr schnell aufgenommen. Die Stärke (Mehrfachzucker), zum Beispiel in Vollkornprodukten enthalten, gelangt langsamer ins Blut und liefert meist zusätzlich wertvolle Ballaststoffe. **Eiweiß** besteht aus 20 Aminosäuren, von denen acht lebensnotwendig sind. Diese müssen mit der Nahrung zugeführt werden, da sie vom Körper nicht aufgebaut werden können. **Fett** ist notwendig für die Aufnahme der fettlöslichen Vitamine A, D, E und K und versorgt den Körper mit den unentbehrlichen einfach und mehrfach ungesättigten Fettsäuren. Werden die Grundnährstoffe im Stoffwechsel verbrannt, liefern sie unterschiedliche Mengen an Energie (Brennwert). Die folgende Tabelle zeigt, welche Funktionen die Grundnährstoffe hauptsächlich im Körper erfüllen und wie viele Kalorien pro Gramm enthalten sind.

Nährstoff	Wichtigste Funktionen im Körper	Energie pro Gramm
Kohlenhydrate	Energielieferant	4 kcal
Eiweiß (Proteine)	Grundbaustein für Zellen von Muskeln, Sehnen, Knorpeln, Hormonen und Enzymen	4 kcal
Fett	Energielieferant und -speicher; Körperbaustoff; Wärmeisolator; Träger fettlöslicher Vitamine; Ausgangssubstanz weiterer biologischer Verbindungen	9 kcal

Warum machen zu viele Kalorien dick?

Unser Körper kann überflüssige Energie nicht einfach wieder ausscheiden wie etwa Wasser. Essen wir also mehr, als wir für Atmung, Muskelbewegungen oder Zellbaustoffe benötigen, wandelt unser Körper dieses Zuviel in Körperfett um. Diese Fettpölsterchen sind von der Natur als Energiespeicher für Notzeiten eingerichtet worden. Doch bei unserer heutigen Lebensweise machen uns zu viele Kalorien dick und auf lange Sicht auch krank.

WICHTIG

Fett sinnvoll sparen lohnt sich! Entscheidend für die Entstehung von Übergewicht ist die Gesamtmenge der aufgenommenen Nahrungsenergie – also Kohlenhydrate, Eiweiß und Fett zusammen. Da der Brennwert von Fett mit 9 kcal pro Gramm mehr als doppelt so hoch ist wie der von Kohlenhydraten oder Eiweiß (4 kcal), können durch die Reduzierung des Fettanteils die meisten Kalorien eingespart werden.

Vorsicht Alkohol: Zu viel Alkohol ist nicht nur ungesund, er ist auch verantwortlich für so manchen »Bierbauch«. Der Grund: Mit rund 7 kcal pro Gramm hat Alkohol mehr Energie als Kohlenhydrate oder Eiweiß.

Der tägliche Energiebedarf

Der tägliche Kalorien- beziehungsweise Energiebedarf eines Menschen setzt sich aus Grundumsatz, Arbeitsumsatz und der erhöhten Wärmeproduktion im Körper nach der Verdauung bestimmter Lebensmittel zusammen.

1. Der Ruheenergieverbrauch ist die Energiemenge, mit der das Leben in geistiger und körperlicher Ruhestellung erhalten wird. Die Energie, die wir für Verdauung, Transport und

Speicherung der Nährstoffe benötigen, ist teilweise darin berücksichtigt. Der Ruhenergieverbrauch ist abhängig von Alter, Geschlecht, Gewicht, Gesundheitszustand, Umgebungstemperatur und der Körperzusammensetzung, insbesondere dem Anteil des Fettgewebes an der Körpermasse. Männer haben weniger Fettgewebe und mehr Muskelmasse als Frauen und damit einen höheren Ruheenergieverbrauch. Während der Schwangerschaft und Stillzeit sowie in Wachstumsphasen von Säuglingen, Kindern und Jugendlichen ist der Ruheenergieverbrauch erhöht. Im Laufe des Lebens verringert er sich. Ältere Menschen haben aus diesem Grund einen geringeren Ruheenergieverbrauch als jüngere.

Der Ruheenergieverbrauch lässt sich mit diesen Formeln berechnen:

Frauen: (0,047 × Gewicht in kg – 0,01452 × Alter in Jahren + 3,21) × 239

Männer: (0,047 × Gewicht in kg + 1,009 – 0,01452 × Alter in Jahren + 3,21) × 239

BEISPIELE FÜR DEN RUHEENERGIEVERBRAUCH

Frau, 20 Jahre alt, 60 kg schwer:	1372 kcal/Tag
Frau, 65 Jahre alt, 60 kg schwer:	1216 kcal/Tag
Mann, 20 Jahre alt, 74 kg schwer:	1770 kcal/Tag
Mann, 65 Jahre alt, 74 kg schwer:	1614 kcal/Tag

2. Der **Arbeitsumsatz** ist die Energiemenge, die der Körper für jede Form von Betätigung braucht. Wer im Beruf oder in der Freizeit körperlich aktiv ist, also seine Muskeln einsetzt, hat einen höheren Arbeitsumsatz als jemand, der tagsüber am Schreibtisch sitzt und es sich abends vor dem Fernseher gemütlich macht. Die Zusammenstellung auf Seite 13/14 zeigt Ihnen, wie viel zusätzliche Energie Sie für bestimmte Tätigkeiten aufbringen müssen.

Ruheenergieverbrauch und Arbeitsumsatz zusammen ergeben den persönlichen Gesamtenergiebedarf. Wie hoch dieser im Einzelfall ist, hängt vor allem von der körperlichen Aktivität (dem Arbeitsumsatz) ab. Wie viel Energie sollte man am Tag zu sich nehmen? Die Tabelle auf Seite 12 zeigt Ihnen die Richtwerte – je nach der durchschnittlichen körperlichen Aktivität in verschiedenen Berufen.

WICHTIG

Diese Werte gelten für Personen mit einem normalen Gewicht (siehe BMI Seite 15). Bei Über- oder Untergewicht sollte man entsprechend weniger oder mehr Energie zu sich nehmen. Durch regelmäßiges Wiegen kann hier der tatsächliche, genaue Energiebedarf festgestellt werden.

Richtwerte für die durchschnittliche Energiezufuhr

Für männliche (m) und weibliche (w) Personen mit Normalgewicht und entsprechender körperlicher Aktivität gelten die Richtwerte, die in der Tabelle auf der folgenden Seite zusammengefasst sind. Dabei wird unterschieden nach der überwiegenden Tätigkeit im Berufsalltag und in der Freizeit, da diese Einfluss auf den Energiebedarf hat.

Sportler und körperlich schwer Arbeitende brauchen mehr Energie

Wer vier- oder fünfmal pro Woche 30 bis 60 Minuten Sport macht, darf je nach Alter und Geschlecht täglich 350 bis 550 kcal mehr aufnehmen. Bei weniger Sport ist ein Plus an Energie meist nicht notwendig.
Ein Mann mit einem körperlich anstrengenden Beruf benötigt etwa 3500 kcal am Tag, würde er dagegen nur am Computer sitzen, reichten ungefähr 2400 kcal.

Altersgruppe	kcal/Tag		kJ/Tag	
	m	w	m	w
Säuglinge und Kinder mit mittlerer körperlicher Aktivität				
Säuglinge				
0–3 Monate	550	500	2300	2100
4–12 Monate	700	600	3000	2500
Kinder				
1–3 Jahre	1300	1200	5500	5000
4–6 Jahre	1600	1500	6700	6300
7–9 Jahre	1900	1800	7900	7500
10–12 Jahre	2200	2000	9200	8400
13–14 Jahre	2600	2200	10800	9200
Jugendliche und Erwachsene mit sitzender Arbeit (Büroangestellte, Feinmechaniker) und wenig oder keiner anstrengenden Freizeitaktivität				
15–18 Jahre	2600	2000	10800	8400
19–24 Jahre	2400	1900	10000	7900
25–50 Jahre	2300	1800	9600	7500
51–64 Jahre	2200	1700	9200	7100
65 Jahre und älter	2100	1700	8800	7100
Jugendliche und Erwachsene mit überwiegend gehender und stehender Arbeit (Verkäufer, Handwerker, Hausfrauen, Kellner)				
15–18 Jahre	3400	2600	14200	10800
19–24 Jahre	3100	2500	13000	10500
25–50 Jahre	3000	2400	12500	10000
51–64 Jahre	2800	2200	11800	9200
65 Jahre und älter	2800	2100	11800	8800
Zuschläge für Schwangere und Stillende				
Schwangere	2. Trimester: + 225 3. Trimester: + 500		+1050 +2100	
Stillende bis einschl. 4. Monat	+ 500		+2100	

Quelle: Referenzwerte für die Nährstoffzufuhr, Deutsche Gesellschaft für Ernährung, DGE (2015)

So viele Kalorien verbrauchen Sie bei verschiedenen Tätigkeiten

Die Tabelle zeigt Ihnen, wie viele Kalorien Ihr Körper bei verschiedenen Tätigkeiten verbraucht – es muss aber gar nicht immer Sport sein, man kann auch mit den Kindern im Garten toben. Wir haben Ihnen vier Energieverbrauch-Blöcke zusammengestellt und exemplarisch Tätigkeiten aufgeführt, damit Sie sehen können, wie viele Kalorien man bei leichten oder sehr anstrengenden Bewegungen verbraucht. Die Durchschnittswerte beziehen sich jeweils auf einen Zeitraum von 15 Minuten. Je nachdem, wie intensiv Sie sich bewegen, können sich die angegebenen Werte verändern. So ist beispielsweise Ihr Kalorienverbrauch höher, wenn Sie schneller als 15 km/h Rad fahren. Zudem beeinflusst das Körpergewicht den Energieverbrauch, das heißt, wer schwerer ist, verbraucht bei gleichen Tätigkeiten automatisch mehr Energie. Den Vergleich sehen Sie in der Tabelle.

Tätigkeiten	Kalorienverbrauch in 15 Min. bei 65 kg Körpergewicht	Kalorienverbrauch in 15 Min. bei 85 kg Körpergewicht
Einfache Tätigkeiten		
Liegen Sitzen Ruhig stehen	<35	<45
Leichte Hausarbeiten (z.B. Blumen gießen, Bügeln) Stretching Bowling	35–49	45–64
Tätigkeiten mit niedrigem Energieaufwand		
Wohnung putzen (z.B. Staubsaugen, Fenster putzen) Gymnastik Spazieren gehen Standardtanz tanzen	50–64	65–84
Leichte Gartenarbeit Tischtennis spielen Trampolin springen	65–80	85–104

Tätigkeiten	Kalorienverbrauch in 15 Min. bei 65 kg Körpergewicht	Kalorienverbrauch in 15 Min. bei 85 kg Körpergewicht
Lateinamerikanisch tanzen Golf spielen Badminton spielen Ski fahren alpin Fahrrad fahren (› 15 km/h)	81–99	105–129
Mittelschwere Tätigkeiten		
Aerobic Tennis spielen Rasen mähen Reiten (Trab)	100–114	130–149
Bergwandern Nordic Walking Treppen steigen Fußball spielen	115–129	150–169
Inlineskaten Joggen (9 km/h) Stepaerobic Mountainbike fahren	130–144	170–189
Anstrengende Tätigkeiten mit hohem Energieaufwand		
Skilanglauf (10 km/h) Fahrrad fahren (25 km/h) Brustschwimmen Seilspringen (moderat)	145–169	190–219
Basketball spielen Klettern Kraulschwimmen (schnell) Joggen (11 km/h)	170–199	220–259
Squash spielen Skilanglauf (›12 km/h) Fahrrad fahren (Heimtrainer, 250 Watt)	200–229	260–299
Radrennen fahren (›32 km/h) Treppen steigen (schnell) Joggen (14 km/h)	230–264	300–344
Joggen (›16 km/h) Holz hacken (schnell) Skilanglauf (starke Steigung, schnell)	265–300	345–390

Welches ist Ihr optimales Gewicht?

Diese Frage kann man kaum allgemein verbindlich beantworten, denn das Körpergewicht ist von vielen Faktoren abhängig. Der Körperbau und die Körperzusammensetzung, etwa der Muskel- und der Fettanteil, spielen hier eine wichtige Rolle und diese sind bei jedem Menschen unterschiedlich ausgeprägt. Trotzdem gibt es Richtwerte, mit denen man sein eigenes Gewicht beurteilen kann. Der Body-Mass-Index (BMI) wird nach wie vor am häufigsten verwendet.

Body-Mass-Index (BMI)

Wie steht es mit Ihrem Gewicht? Diese Frage beantwortet Ihnen der Wert, den Sie mit der Formel des Body-Mass-Index (übersetzt etwa Körper-Masse-Index) ausrechnen können. Teilen Sie einfach Ihr Gewicht durch Ihre Körpergröße zum Quadrat.

WICHTIG

$$\text{BMI} = \frac{\text{Körpergewicht in kg}}{(\text{Körpergröße in m})^2}$$

Beispiel: Eine Frau wiegt 62 kg und ist 1,67 m groß. Ihr BMI beträgt etwa 22.

$$\text{BMI} = \frac{62}{(1{,}67 \times 1{,}67)} = 22{,}2$$

Dieser Wert sagt aus, dass die Frau normalgewichtig ist, wie die Übersicht auf Seite 16 zeigt.

Was sagt der BMI aus?

Die folgende Tabelle gibt Ihnen einen Anhaltspunkt, wie es um Ihr Gewicht steht – je nach Ihrem persönlichen BMI. Hier sehen Sie, ob Ihr Gewicht im Normalbereich liegt oder ob Sie lieber ein paar Pfunde abnehmen sollten.

Gewichtsklasse	BMI für Männer	BMI für Frauen
Untergewicht	unter 20	unter 19
Normalgewicht	20–25	19–24
Leichtes Übergewicht	25–30	24–30
Fettsucht (Adipositas Grad I und II)	30–40	30–40
Extreme Fettsucht (Adipositas Grad III)	über 40	über 40

Untergewicht – etwas mehr darf's sein

Auch wenn Sie nicht das Gefühl haben, zu dünn zu sein, sollten Sie versuchen, ein wenig zuzunehmen. Denn nicht nur ein Zuviel, sondern auch ein Zuwenig auf der Waage kann durchaus gesundheitliche Gefahren bergen.

Normalgewicht – alles im grünen Bereich

Herzlichen Glückwunsch, wenn Ihr BMI im Bereich des Normalgewichts liegt. Sie müssen sich um Ihr Gewicht keine großen Gedanken machen. Essen Sie weiterhin abwechslungsreich und achten Sie auf genügend körperliche Aktivität.

Leichtes Übergewicht – eigentlich kein Problem

Wenn Sie leichtes Übergewicht haben (BMI 24–30 für Frauen; BMI 25–30 für Männer), ansonsten aber gesund sind, sich in Ihrem Körper wohlfühlen und mit Ihrer

Figur zufrieden sind, dann besteht aus medizinischer Sicht kein Grund abzunehmen. Und bedenken Sie: Übergewicht ist zu einem großen Teil Veranlagung, die einem in die Wiege gelegt wird, sodass nicht nur falsche Ernährungsgewohnheiten dafür verantwortlich sind. Dazu kommt, dass das Körpergewicht im Alter von Haus aus leicht ansteigt. Ein ganz natürlicher Vorgang: Die Muskelmasse nimmt ab, die Menge des Fettgewebes leicht zu.

WICHTIG

Vererbung sollten Sie aber nicht als Entschuldigung für maßloses Essen nehmen. Mit körperlicher Aktivität und sinnvoller Nahrungsmittelauswahl ist es leicht möglich, ein paar Pfunde zu verlieren.

Leichtes Übergewicht – hier sollten Sie abnehmen

Falls bei Ihnen eine Krankheit wie zum Beispiel Diabetes, Bluthochdruck oder eine Fettstoffwechselstörung vorliegt oder Sie aus familiären Gründen für eine dieser Krankheiten vorbelastet sind, ist es ratsam, das Gewicht zu reduzieren. Leichtes Übergewicht kann in diesen Fällen Ihre Gesundheit gefährden, mögliche Folgen können Herz-Kreislauf-Beschwerden, Arterienverkalkung, Herzinfarkt oder Schlaganfall sein. Bei leichtem Übergewicht genügt es in der Regel, ein paar Gewohnheiten zu ändern, zum Beispiel auf die Chips vor dem Fernseher zu verzichten.

TIPP

Bestimmen Sie im Zweifelsfall zusammen mit Ihrem Arzt das Gewicht, das Sie entweder halten oder erreichen sollten, damit Sie gesund bleiben und sich wohlfühlen.

Fettsucht – Abnehmen dringend erforderlich

Bei einem BMI über 30 sollten Sie unbedingt einen Arzt aufsuchen. Um gesundheitliche Probleme zu vermeiden, ist es notwendig, das Gewicht in den Griff zu bekommen – und dazu ist professionelle Hilfe erforderlich.

So essen Sie gesund

Vielseitig, aber nicht zu viel

So lautet die einfache Grundregel für eine gesunde Ernährung, das heißt:

- Nehmen Sie die Grundnährstoffe Kohlenhydrate, Eiweiß und Fett in einem ausgewogenen Verhältnis zu sich.
- Essen Sie so abwechslungsreich wie möglich, dann stimmt die Versorgung mit Ballaststoffen, Mineralstoffen, Vitaminen und sonstigen Vitalstoffen.
- Essen Sie gerade so viel, dass Sie Ihr Normalgewicht halten.

Die Grundnährstoffe im harmonischen Verhältnis

Kohlenhydrate (50–55 % der Gesamtkalorien)

Essen Sie reichlich frisches Obst und Gemüse (am besten fünf Portionen am Tag), Kartoffeln, Hülsenfrüchte, Getreide, Reis, Brot und Nudeln, um Ihren Kohlenhydratbedarf zu decken. Ballaststoffe zählen ebenfalls zu den Kohlenhydraten. Vor allem Vollkornprodukte enthalten viele Ballaststoffe, die für einen reibungslosen Stuhlgang, einen gesunden Darm und normale Blutfettwerte sorgen. Da sie gut sättigen, helfen sie zudem beim Kalorienssparen.

Eiweiß (10–15 % der Gesamtkalorien)

Essen Sie zwei Drittel pflanzliches Eiweiß, zum Beispiel Linsen, Haferflocken, Vollkornbrot, Kartoffeln, Reis, und ein Drittel tierisches Eiweiß, wie Fleisch, Fisch, Milch, Käse, Eier. Empfehlenswert ist die Kombination, zum Beispiel Kartoffeln mit Ei. Greifen Sie bei tierischen Produkten am besten zu den fettarmen Varianten, um weniger gesättigte Fettsäuren und Cholesterin aufzunehmen.

Fett (nicht mehr als 30 % der Gesamtkalorien)

Fette haben viele wichtige Funktionen im Körper, enthalten aber doppelt so viele Kalorien wie die gleiche Menge Eiweiß und Kohlenhydrate. Wählen Sie also fettbewusst. Achten Sie beim Einkauf auch auf versteckte Fette in fetten Käsesorten, Fleisch- und Wurstwaren sowie Soßen, Cremes, Torten, Gebäck und Süßigkeiten!
Nicht jedes „Light"-Produkt ist automatisch kalorienarm! Denn Begriffe wie „light", „leicht" oder „reduziert" können sich auch nur auf einen niedrigeren Kohlenhydrat-, Zucker- oder Fettgehalt beziehen, was nicht automatisch heißt, dass sie auch weniger Kalorien enthalten. Ein Blick auf das Etikett hilft hier weiter. Bevorzugen Sie stattdessen Produkte, die von Natur aus leicht sind, zum Beispiel, Kartoffeln, Obst, Gemüse und fettarme Milchprodukte, und bereiten Sie diese zu Hause möglichst fettarm zu. Paniertes und Frittiertes sollten nur selten auf den Teller kommen.

INFO

Fetthaltige Lebensmittel schnell gefunden: In der Tabelle sind alle Lebensmittel mit einem Fettgehalt über der 30-Prozent-Grenze mit »F« gekennzeichnet. Ausgenommen hiervon sind Lebensmittel mit weniger als 2 Gramm Fett pro 100 Gramm bzw. Portion.

Essen Sie von morgens bis abends bewusst

Das Frühstück: Hier eignen sich Müsli, Obst, Vollkornbrot mit etwas Quark, Käse oder Wurst. Frühstücksmuffel sollten nicht bis mittags nüchtern bleiben, sondern sich eine leichte Zwischenmahlzeit gönnen.
Zwischenmahlzeiten sind besonders sinnvoll, wenn dabei vor allem Obst oder Milchprodukte wie Joghurt oder Quark gegessen werden. So werden Leistungsabfall und das Aufkommen von Heißhunger, bei dem man meist sehr unkontrolliert isst, verhindert. Aber Vorsicht: Sie sollten trotzdem über den Tag verteilt nicht mehr essen, als Sie an Energie benötigen. Und wer bei jeder Mahlzeit dazu neigt, mehr zu essen als nötig, sollte sich lieber konsequent an die drei Hauptmahlzeiten halten.
Das Abendessen sollte eher leicht und nicht zu üppig sein, weil abends die Verdauung herabgesetzt ist. Rohkost und Salate bei Verdauungsproblemen lieber mittags verzehren und abends stattdessen gedünstetes Gemüse essen.

DARAUF SOLLTEN SIE ACHTEN

- Gedankenloses In-sich-Hineinstopfen von Knabberzeug und Süßigkeiten (zum Beispiel beim Fernsehen) sollten Sie unbedingt vermeiden.
- Essen Sie immer bewusst und achten Sie stets darauf, dass auf Ihrem Speisezettel möglichst oft frischer Salat sowie knackiges Gemüse und Obst stehen – nicht nur zu Hause, sondern auch im Restaurant.
- Informieren Sie sich über den Energiewert Ihrer Nahrung mithilfe dieses Kompasses. Wer bewusst isst, kann besser genießen und weiß, wann sein Körper genug hat.
- Bevorzugen Sie die fettsparenden Zubereitungsarten Dämpfen, Dünsten, Grillen sowie Kochen. Braten Sie nur gelegentlich und verwenden Sie dafür eine beschichtete Pfanne mit wenig Fett.

Maße/Zeichenerklärungen

Gebräuchliche Maße

1 l = 1 Liter	= 100 cl = 1000 ml = 1 kg
0,1 l	= 10 cl = 100 ml = 100 g
1 TL = 1 Teelöffel	= ca. 5 g Flüssigkeit = 5–10 g fester Stoff
1 EL = 1 Esslöffel	= 10–15 g Flüssigkeit = 10–20 g fester Stoff
2 TL = 1 EL	
1 Suppenteller	= 250 ml = 16 EL
1 Maß-Tasse	= 125 ml = 8 EL
1 Tasse bis zum Rand gefüllt	= 150 ml
1 Schnapsglas	= 2 cl = 20 ml
1 Cocktailglas = 1 Südweinglas	= 5 cl = 50 ml
1 Sektglas	= 0,1 l = 10 cl = 100 ml
1 Mineralwasser- oder Obstsaftglas	= 0,2 l = 200 ml
0,25 l Soße, Beutel oder hausgemacht	= 250 ml

Häufig verwendete Lebensmittel

Dickflüssiges wie Crème fraîche oder Ketchup	1 EL = 25 g
Getreide, ganz	1 EL = 20 g
Kokosraspeln, gehackte Nüsse	1 EL = 10 g
Konfitüre	1 EL = 10 g
Leinsaat, Sesam, Sonnenblumenkerne	1 EL = 15 g
Mayonnaise	1 EL = 30 g
Öl	1 EL = 10 g
Relish oder Püree	1 EL = 40 g
Sahne	1 EL = 10 g

Die Mengenangaben für Tee- und Esslöffel beziehen sich immer auf gestrichene Löffel!

Brot, 1 Scheibe	= 40 g
Kastenkuchen oder Rodon	= 16 Stücke
Obstkuchen	= 12 Stücke
Puddingpulver, nach Anweisung zubereitet	= 4 Portionen = 0,5 l

Weitere Abkürzungen

TK = tiefgekühlt
FP = Fertigprodukt
BM = Backmischungen und Kuchenmehle, nach Anweisung zubereitet
Fl. = Fläschchen
i. D. = im Durchschnitt
s. a. = siehe auch
kcal = Kilokalorien
St. = Stück
Pkg. = Packung
getr. = getrocknet

E = viel Eiweiß – bevorzugt essen
F = viel Fett – vorsichtig essen
K = viele Kohlenhydrate – überlegt essen
M = viele Mineralstoffe – bevorzugt essen
V = viele Vitamine – bevorzugt essen
B = Ballaststoffe – gezielt essen
Port. = Portion
+ = nur in Spuren vorhanden
* = keine Angaben verfügbar

Nahrungsmittel und Getränke von A bis Z

Werte ohne zusätzlichen Hinweis beziehen sich auf 100 Gramm verzehrbaren Anteil.

Lebensmittel (verzehrbarer Anteil)	Kilokalorien kcal	Fett g	Nährwert
Aachener Pflümli Pflaumenmus, *Zentis*, 1 TL	21	+	K
Aachener Printen, 1 St. (20 g)	86	3,0	FK
Aal, Fluss-	281	24,5	F
Aal, geräuchert	329	28,6	F
ABC Russisch Brot, *Bahlsen*	395	1,0	K
ACE-Drink, *rio d'oro*	47	0	KV
Acerola	16	0,2	V
Acerola C - 1000 PLUS, ungesüßt, *Rabenhorst*	25	‹0,5	V
Acerolasaft pur, Bio, *Voelkel*	34	0,1	V
Aceto Balsamico di Modena, *Hengstenberg*	104	0	
Ackersalat	14	0,4	MV
Actimel classic, *Danone*	73	1,6	K
Actimel classic, 0,1 % Fett, *Danone*	28	0,1	
Actimel Multifrucht, gesüßt, *Danone*	77	1,5	K
Activia, Joghurt 1,5 % Fett, Cerealien, *Danone*, 1 Becher	105	1,6	K
Activia, Joghurt 1,5 % Fett, natur, *Danone*, 1 Becher	75	1,9	
Activia, Joghurt 3,5 % Fett, Frucht, *Danone*, 1 Becher, i.D.	117	3,5	K
Activia, Joghurt 3,5 % Fett, Müsli, *Danone*, 1 Becher	125	3,9	K
Activia, Joghurt 3,5 %, ohne Fruchtstücke Erdbeere *Danone*, 1 Becher (120 g)	110	3,5	K
Afrika, Vollmilch, *Bahlsen*	530	31,0	FK
After Eight Classic, *Nestlé*, 1 Port. (17 g)	71	2,1	K
After Eight Fine Mint Pralines, *Nestlé*, 1 Port. (20 g)	97	4,7	K
After Eight Fine Sticks, *Nestlé*, 1 Port. (18 g)	95	5,5	FK
Agavendicksaft, Bio, *Alnatura*	300	‹ 0,1	K
Ahornsirup, 1 EL	40	0	K
Ahornsirup, Grad A, *Granovita*, 1 EL (15 g)	43	0	K
Akora, Edelherb, *Bahlsen*, 3 St. (38 g)	150	4,6	FK
Akora, Vollmilch, *Bahlsen*, 3 St. (38 g)	147	4,2	FK
Alaska-Seelachsfilet, TK, *Eismann*, 1 Port. (155 g)	125	1,3	E
Alaska-Seelachsfilet in milder Kräutersauce, *Du darfst*, 1 Port. (375 g)	221	4,5	EK

Lebensmittel (verzehrbarer Anteil)	Kilokalorien kcal	Fett g	Nährwert
Alaska-Seelachs-scheiben, *Nadler*	101	4,9	E
Alfalfa-Luzerne, Sprossen, frisch	23	0,7	M
Algen, frisch	37	0,4	E
Alkoholfreies Bier, 0,33 l, i.D.	83	0	K
Allgäuer Schmelzkäse, 45 % Fett i. Tr., 1 Scheibe (25 g)	71	5,8	EF
Almdudler, original	33	0	K
Almdudler G'spritzt Zitrone	19	0	
Almdudler, zuckerfrei	1	0	
Almighurt, Frucht-joghurt, *Ehrmann*, i.D.	96	2,9	K
Almighurt Fantasie, Erdbeere, *Ehrmann*	95	2,8	K
Almighurt Fantasie, Vanilla-Himbeer, *Ehrmann*, i.D.	102	2,8	K
Almighurt Kuchen, *Ehrmann*, i.D.	102	3,0	K
Almighurt Müsli, *Ehrmann*, i.D.	104	3,2	K
Almighurt stichfest, Schoko, *Ehrmann*	128	4,4	K
Almkäse-Scheiben, herzhaft/nussig, *Bergader*	362	29,0	EF
Almkäse-Weichkäse, cremig-würzig, *Bergader*	318	27,1	EF
Aloe-Vera Sensitiv-Jogurt, Classic, *Emmi*	82	1,1	K
Alpenmilch-Schoko-lade, *Milka*	530	29,0	FK
Altbier, 0,33 l	142	0	K
Altmeister Kräuter-Essig, *Hengstenberg*	18	0	
Amaranth, Bio, *Alnatura*	399	8,8	EK
Amaranth, gepufft, Bio, *Alnatura*	400	8,8	EK
Amaranth-Crunchy pur, Knuspermüsli, Bio, *Allos*	422	11,4	K
Amaranth-Früchte-müsli, Bio, *Allos*	387	7,9	BK
Amaranth-Maiswaffel, ungesalzen, Bio, *Allos*	390	3,3	K
Amaranth-Riegel, Bio, *Alnatura*, 1 St. (25 g)	106	3,3	FK
Amaranth Schokolette Zartbitter, Bio, *Allos*, 1 St. (25 g)	124	6,7	FK
Amaranth-Sesam-Knäcke, Bio, *Allos*	369	6,0	BK
Amaranth-Zartbitter-Riegel, *Alnatura*, 1 St. (25 g)	127	6,5	EK
American Caesar Dressing, *Kühne*	241	23,0	F
American Sandwich, *Lieken Urkorn*, 1 Scheibe	98	1,5	K
Americano, 8 cl	121	0	
American-Pancake-Teig in der Shakerflasche, FP, *Mondamin*, 1 Port. (140 g)	274	5,6	FK
Amerikaner, *Kamps*, 1 St. (100 g)	341	5,8	K
Amicelli, *Mars*, 1 St. (25 g)	128	6,3	FK
Ammerländer Schinken, roh	208	12,0	F
Ananas	56	0,2	V
Ananas, Glas, *Natreen*	29	0,1	K

Lebensmittel (verzehrbarer Anteil)	Kilo-kalorien kcal	Fett g	Nährwert
Ananas, kandiert	263	0	K
Ananas Dessertstücke, Libbys Obstkonserven, *Nestlé*	75	0,1	K
Ananasbowle, 0,2 l	218	0	
Ananas-Nektar, *albi*	57	< 0,5	K
Ananassaft	50	0,1	V
Anchovisfilet, 1 St.	206	19,3	F
Anchovispaste, 1 TL	20	1,1	
Anisettelikör, 2 cl	59	0	
Anisplätzchen, 1 St.	20	0,2	K
Anisschnaps, 2 cl	41	0	
Anone (Cherimoya)	63	0,3	V
Antipasti Artischocken	76	0,3	K
Antipasti Baby-Peperoni, gelb, *Dittmann*	26	0,6	K
Antipasti getrocknete Tomaten	170	0,5	K
Antipasti Peperoni, rot, mild, *Dittmann*	68	1,9	K
Apfel, 1 St. (150 g)	81	0,9	V
Apfel, getr., 1 Ring, 10 g	26	0,2	BK
Apfel, getr.	255	1,6	BK
Apfel & Aprikose, Glas, *Natreen*	51	0,4	MV
Apfelchips, Bio, *Naturata*	331	0,9	K
Apfel-Cranberry-Nektar, Trinkgenuss, *Granini*	45	< 0,5	K
Apfelessig, *Hengstenberg*	18	0	
Apfel-Johannisbeer-Aronia-Schorle, Bio, *Franken Brunnen*	19	< 0,5	K
Apfel-Kirsch-Schorle, *Krumbach*	26	0	K
Apfelkompott, stückig, *Natreen*	42	0,4	K
Apfelkonfitüre, 1 TL	26	+	K
Apfelkraut, Rheinisches	254	0	K
Apfelkren, 1 EL	28	1,0	F
Apfelkuchen, Dinkel-, BM, *Bauckhof*	357	0,9	K
Apfel-Mangosaft, Bio, *Voelkel*	50	0,2	KV
Apfelmark, Bio, *Alnatura*	55	<0,5	K
Apfelmark mit Mango, Bio, *Alnatura*	58	<0,5	K
Apfelmus, Glas, *Natreen*	52	0,4	K
Apfel-Püfferchen, *Dr. Oetker*, 1 Port.	380	9,0	K
Apfelringe in Zartbitterschokolade, Bio, *Alnatura*	443	25,0	FK
Apfel-Rote-Traube, milde Schorle, *Rhönsprudel*	25	< 0,1	K
Apfelrotkohl, 3 Minuten, *Hengstenberg*	71	+	K
Apfelrotkohl, TK, *Eismann*, 1 Port.	117	1,5	K
Apfelsaft, 0,2 l	114	+	KV
Apfelsaftschorle Lift, *Coca-Cola*, 0,2 l	50	0	K
Apfelschnaps, 2 cl	57	0,9	
Apfel-Schorle, *Krumbach*	23	0	K
Apfelsine	42	0,2	V
Apfelsine, 1 St. (150 g)	63	0,3	V
Apfelstrudel	230	12,0	FK
Apfelstrudel, Blätterteig, *Coppenrath & Wiese*	245	12,8	FK

Lebensmittel (verzehrbarer Anteil)	Kilokalorien kcal	Fett g	Nährwert
Apfel-Walnuss-Kuchen, Alt-Böhmischer, TK, *Coppenrath & Wiese*, 1 St.	299	17,9	FK
Apfelwein, 0,25 l	113	0	
Appenzeller Käse, 50 % Fett i. Tr.	392	32,0	F
Appenzeller Käse, 50 % Fett i. Tr., 20 g	78	6,4	F
Apricot Brandy, 2 cl	61	0	
Aprikose	43	0,1	MV
Aprikose, 1 St. (50 g)	22	‹ 0,1	MV
Aprikose, getr.	240	0,5	BK
Aprikose, getr., 25 g	60	0,1	BK
Aprikose, Glas, halbe Frucht, *Natreen*	26	‹ 0,1	MV
Aprikose, kandiert	258	0	K
Aprikosen natursüß, Libbys Obstkonserven, *Nestlé*	45	0,1	K
Aprikosenfruchtaufstrich, 30 % weniger Kalorien, *Schneekoppe*	168	0,1	K
Aprikosengeist, 2 cl	50	0	
Aprikosennektar, Trinkgenuss, *Granini*	53	‹ 0,5	K
Aprikosentorte mit Biskuit, 1 St.	237	12,0	FK
Aranca-Cremespeise, *Dr. Oetker*, 1 Port., i.D.	101	1,4	K
Ardennen-Schinken	135	30,0	EF
Arganöl, nativ, Bio, *Vitaquell*, 1 TL	45	5,0	F
Arganöl, nativ, Bio, *Vitaquell*, 1 EL	90	10,0	F
Armagnac, 40 % Vol., 2 cl	45	0	
Aromat Universal, *Knorr*	143	3,1	
Arrak, 38 % Vol., 2 cl	46	0	
Arrak-Aroma, 1 Fl.	145	16,1	F
Arrowroot (Pfeilwurzelmehl), 1 TL	17	0	K
Artischocke, 1 St. (200 g)	44	0,2	V
Artischockenboden, Konserve	18	0,1	V
Artischockenherzen, Konserve	25	0	V
Asia Wok-Mix, TK, *Iglo*, 1 Port.	90	4,0	K
Asia-Gemüsemix, TK, *Eismann*, 1 Port. (165 g)	88	1,7	K
Asiapfanne Teriyaki, TK, *bofrost*, 1 Port. (330 g)	347	10,2	EK
Asia-Reis-Hähnchen-Pfanne, süß-sauer, TK, *Eismann*, 1 Port. (250 g)	284	7,5	EK
Asia-Sauce, *Heinz*	156	0,1	K
Aspikpulver, 1 Pkg. (10 g)	34	0,1	E
Asti Spumante	83	0	
Aubergine	17	0,2	M
Aubergine, 1 St. (250 g)	43	0,5	M
Aufschnitt, Bergkäse, *Andechser*	427	35,0	EF
Aufstrich, Curry Streich, *Zwergenwiese*	321	30,0	F
Aufstrich, Nuss-Paprika, Bio, *Zwergenwiese*	167	11,0	EF
Aufstrich, streich's drauf Basitom, Basilikum Tomate, *Zwergenwiese*	288	26,0	F
Aufstrich, streich's drauf Papucchini, Paprika, *Zwergenwiese*	338	33,0	F
Austern	66	1,2	E

Lebensmittel (verzehrbarer Anteil)	Kilokalorien kcal	Fett g	Nährwert
Austernpilz	11	0,2	E
Avocado, 1 St. (200 g)	442	47,0	FV
Azora, *Bahlsen*	486	22,0	FK
Babybel Mini Original/ Bio, 45 % Fett i. Tr., *Bel*, 1 St. (20 g)	59	4,6	EF
Babybel Mini, light, *Bel*, 1 St. (20 g)	42	2,4	EF
Bacardi, 38 %, 2 cl	50	0	
Bachforelle	103	2,7	E
Back-Camembert Classic (Käse + Dip), *Alpenhain*	289	17,0	EF
Back-Camembert Minis (Käse + Dip), *Alpenhain*	296	17,0	EF
Backerbsen, *Leimer*	514	30,0	FK
Backerbsen, Dinkel-, Bio, *Alnatura*	513	29,0	FK
Backfisch, TK, *Eismann*, 1 Port. (110 g)	236	13,1	EF
Back-Gouda, i.D.	313	18,0	EF
Back-Käse, Classic, *Be Light*	278	14,0	EF
Back-Mozzarella Sticks (Käse + Dip), *Alpenhain*	245	14,0	FK
Backoblaten, i.D.	363	0,9	K
Backobst	246	0,9	BK
Backpflaumen	222	0,6	BK
Backpflaumen, 25 g	56	0,2	BK
Backpulver, 1 Pkg. (15 g)	13	0	
Bacon-Streifen, *Tulip*	253	21,0	F
Baguette, 1 St. (150 g)	390	1,1	K
Baguettebrötchen, TK, *Coppenrath & Wiese*, 1 St.	152	0,4	K
Baguettesalami, i.D.	344	28,0	F
Baiser, 1 St. (25 g)	100	0	K
Baisereier, *Haribo*, i.D.	387	‹0,5	K
Baked Beans, gebackene Bohnen in Tomatensoße, *Heinz*	79	0,2	BK
Balisto Joghurt-Beeren-Mix, *Mars*, 1 St. (18,5 g)	93	4,6	FK
Balisto Korn-Mix, *Mars*, 1 St. (18,5 g)	93	4,5	FK
Balisto Müsli-Mix, *Mars*, 1 St. (18,5 g)	94	4,8	FK
Balsamicodressing, *Kühne*	96	4,1	FK
Bambussprossen	17	0,3	MV
Bami Goreng, TK, *Frosta*	107	2,9	K
Banane, 1 St. (150 g)	132	0,3	K
Banane, getr.	326	0,8	BK
Bananenchips, Bio, *Naturata*	532	33,7	FK
Bandnudeln, Die Guten, *Bernbacher*	362	2,5	K
Barack Palinka, 40 %, 2 cl	50	0	
Bärenmarke, Der cremige Traum Kondensmilch, 12 % Fett	164	12,0	F
Bärenmarke, Der extra leichte Traum, 3 % Fett	83	3,0	EF
Bärlauch	25	0,5	M
Barsch, Fluss-	81	0,8	E
Basilico mit nativem Olivenöl, extra, *Mazola*	828	92,0	FV
Basilikum	46	0,7	M
Basis-Müsli, Bio, *Alnatura*	373	8,8	BK
Basler Leckerli, 1 St. (25 g)	100	1,8	K
Basmatireis, Vollkorn, Bio, *Alnatura*	351	2,2	K
Batate	108	0,6	BK
Batavia-Salat	12	0,2	V

Lebensmittel (verzehrbarer Anteil)	Kilokalorien kcal	Fett g	Nährwert
Bauernbrot, 1 Scheibe (40 g)	85	0,4	BK
Bauernbrot	212	1,1	BK
Bauernbrot mit Teff, *3 Pauly*, 1 Scheibe (60 g)	125	1,1	K
Bauernfrühstück, Bratkartoffeln mit Speck & Ei, FP, *Pfanni*, 1 Port.	348	26,0	FK
Bauernkruste, BM, *Aurora*	241	0,9	BK
Bauernmettwurst Holsteiner, *Hareico*	379	33	EF
Bauernpfanne, *Eismann*, 1 Port. (333 g)	222	6,7	K
Baumkuchenspitzen, Zartbitter, *Tekrum*	520	32,0	FK
Baumnuss	666	62,0	FV
Baumtomate (Tamarillo)	56	0,8	V
Baumtomate (Tamarillo), 1 St. (80 g)	45	0,6	V
Baumwollsamenöl	900	100	F
Bavaria Blu, Der Leichte, *Bergader*	318	27,1	EF
Bavaria Blu, Der Würzige, *Bergader*	442	43,8	EF
Bayerntaler, Hartkäse, *Zott*	366	28,5	EF
Bayerntaler, Schnittkäse, Brotzeitstück „Der Leichte", *Zott*	298	18,0	EF
BBQ-Sauce Bull's-Eye, Hot Chili, *Kraft*	140	0	K
BBQ-Sauce Bull's-Eye, Orginal, *Kraft*	160	0,2	K
Beach Cola, *Schöller*, 1 St.	72	0	K
Becel, Omega-3-Pflanzenöl classic	813	92,0	F
Becel, Omega-3-Pflanzenöl classic, 1 EL	81	9,2	F
Becel Classic, fettreduziertes Streichfett, 45 % Fett	403	45,0	F
Becel Classic, fettreduziertes Streichfett, 45 % Fett, 1 EL	40	4,5	F
Becel Cuisine	628	71,0	F
Becel Cuisine, 1 EL	63	7,1	F
Becel Gold, mit feinem Buttergeschmack	714	80,0	F
Becel Gold, mit feinem Buttergeschmack, 1 EL	71	8,0	F
Becel Vital, Diätstreichfett, 30 % Fett	265	30,0	F
Becel Vital, Diätstreichfett, 30 % Fett, 1 EL	27	3,0	F
Béchamel-Sauce, *Thomy*	186	17,7	F
Beefsteak-Hack	112	3,0	E
Beerenauslese, 0,25 l, i.D.	245	0	K
Beißkohl	14	0,3	V
Belchoco Edelmarzipan-Nougat, *Zentis*	513	31,0	FK
Belcoco Kokos-Mandel-Riegel, *Zentis*, 1 St. (60 g)	287	15,6	FK
Bel Paese, Weichkäse, 60 % Fett i. Tr., *Galbani*, 20 g	67	5,3	EF
Bel Paese, Weichkäse, 60 % Fett i. Tr., *Galbani*	336	26,5	EF
Belegkirschen	314	0	K
Belfrutta Auslese, *Zentis*, i.D.	257	0,2	K

Lebensmittel (verzehrbarer Anteil)	Kilokalorien kcal	Fett g	Nährwert
Belmanda Edel-Marzipan-Riegel, *Zentis*, 1 St. (60 g)	281	15,8	FK
Belmandel, Mandel-Nougat-Creme, *Zentis*, 1 EL	167	10,2	FK
Belmandel, Mandel-Nougat-Creme, *Zentis*	558	34,0	FK
Belnuga Edel-Marzipan-Riegel, mit Nougat, *Zentis*, 1 St.	311	18,8	FK
Belugalinsen, Bio, *Alnatura*	304	1,6	BE
BelVita Frühstückskeks, Cerealien & Milch, *Kraft*, 1 St.	49	1,6	FK
BelVita Frühstückskeks, Choco, *Kraft*, 1 St.	49	1,6	FK
Bemmchen, Bio, *Dr. Quendt*	425	12,9	BK
Bénédictine-Likör, 40 %, 2 cl	50	0	
Bergbauern-Scheiben, mild-nussig, *Bergader*	362	29,0	EF
Bergbauern-Weichkäse, mild-cremig, *Bergader*	318	27,1	EF
Bergkäse, 45 % Fett i. Tr., 20 g	77	6,0	F
Berliner, mini, TK, *Coppenrath & Wiese*, 1 St.	48	2,2	FK
Berliner Pfannkuchen, 1 St. (ca. 65 g)	259	12,4	FK
Berliner Weiße mit Schuss, 0,33 l	168	0	K
Berries, *Haribo*	350	<0,5	K
Bickbeeren	37	0,6	BV
Bienenhonig	322	0	K
Bienenhonig, 1 TL	32	0	K
Bienenstich, Mandel-, TK, *Coppenrath & Wiese*, 1 St. (88 g)	297	19,1	FK
Bier, alkoholfrei, 0,33 l, i.D.	86	0	K
Bier, dunkel, 0,5 l, i.D.	185	0	K
Bier, hell, 0,5 l, i.D.	195	0	K
Bier, leicht, 0,5 l, i.D.	135	0	K
Bierrettich, 1 St. (200 g)	30	0,4	BV
Bierschinken, i.D.	160	9,5	F
Bierschinken, Puten-, *Höhenrainer*	155	10,0	EF
Bierwurst, i.D.	232	18,7	F
BiFi, 1 St. (25 g)	128	11,0	F
BiFi Roll, 1 St. (50 g)	236	16,0	F
Big Sandwich, *Schöller*, 1 St. (140 g)	126	4,6	FK
Bighurt mild, 3,5 % Fett, *Tuffi*	69	3,5	EF
Bighurt cremig gerührt, 3,5 % Fett, *Bergbauern*	70	3,5	EF
Bighurt, 1,5 % Fett, *Onken*	50	1,5	E
Bighurt – probiotisch 1,5 % Fett, stichfest, *Schwarzwaldmilch*	47	1,5	E
Bighurt PUR	73	3,8	E
Bihun-Suppe, *Sonnen Bassermann*	37	1,0	
Bindobin, Pflanzliches Bindemittel, *Tartex*	189	0,6	BK
Bionade, Bio, 1 Flasche, i.D.	70	0,7	KM
Bio-Vollkorn-Müsli	410	8,0	BK
Birchermüsli, Beerensymphonie, *Mövenpick*, 1 Becher	158	3,2	K
Bircher-Müsli, 1,5 % Fett, *Edeka Bio*, 1 Port.	236	4,8	BK

Lebensmittel (verzehrbarer Anteil)	Kilokalorien kcal	Fett g	Nährwert
Birkenpilz	16	0,6	MV
Birne	55	0,3	BV
Birne, 1 St. (150 g)	83	0,5	BV
Birne, getr.	213	1,8	BK
Birne halbe Frucht, Libbys Obstkonserven, *Nestlé*	122	0,1	K
Birnenfein, Bio, Fruchtaufstrich, *Heirler*	244	0	K
Birnengeist, 2 cl	44	0	
Birnennektar	55	0,2	K
Birnennektar, Williams-Christ, Trinkgenuss, *Granini*	52	‹0,5	KV
Biscotti Dinkel, Bio, *Alnatura*	449	18,0	FK
Biskin, Pflanzencreme, i.D.	684	76,0	F
Biskin, Pflanzenöl	828	92,0	F
Biskin, Pflanzenöl, 1 EL	83	9,2	F
Biskuit, BM, zubereitet, *Die Backschwestern*	286	5,5	K
Biskuitrolle mit Zitronensahne	275	15,0	FK
Bismarckhering, *Nadler*	154	9,8	EF
Bistro Baguette à la Provence, TK, *Dr. Oetker*, 1 Port. (125 g)	345	16,0	FK
Bistro Baguette Champignons, TK, *Dr. Oetker*, 1 Port.	282	11,0	FK
Bistro Baguette Salami, TK, *Dr. Oetker*, 1 Port.	307	13,0	FK
Bistro Baguette Spéciale, TK, *Dr. Oetker*, 1 Port.	290	11,0	FK
Bitter Lemon, *Schweppes*, 200 ml	100	0	K
Bitter Orange, *Schweppes*, 200 ml	94	0	K
Bitterschokolade, 70 % Kakaomasse	520	40,0	F
Black Velvet, 0,2 l	140	0	
Blätterbrezeln, *Bahlsen*	517	28,0	FK
Blätterkohl	12	0,3	BV
Blätterteig, TK, *Eismann*	408	26,3	FK
Blätterteighäppchen mit Garnelen, TK, *Costa*, 1 St. (24 g)	65	4,1	EF
Blätterteigpastetchen, FP, 1 St. (75 g)	213	17,3	FK
Blätterteigteilchen, 1 St. (80 g)	234	13,7	FK
Blattgelatine, *Dr. Oetker*, 10 g	35	0	E
Blattspinat, gedünstet, 1 Port. (150 g)	38	0,9	MV
Blattspinat mit Pecorino, TK, *Iglo*, 1 Port. (150 g)	84	4,3	EK
Blattspinat mit Gorgonzola, TK, *Iglo*, 1 Port. (150 g)	128	8,0	EF
Blaubeeren	36	0,6	MV
Blaukraut	22	0,2	MV
Blauschimmelkäse, 60 % Fett i. Tr.	428	39,1	F
Bleichsellerie	15	0,2	MV
Bleu d'Auvergne, 50 % Fett i. Tr.	358	29,6	EF
Bleu de Bresse, 50 % Fett i. Tr.	358	29,6	EF
Blockmalz	386	0	K
Bloody Mary	120	0	
Blumenkohl	22	0,3	MV
Blumenkohl, Rahm-, TK, *Iglo*, 1 Port. (160 g)	98	4,8	FK

Lebensmittel (verzehrbarer Anteil)	Kilokalorien kcal	Fett g	Nährwert
Blumenkohl-Broccoli-Cremesuppe, *Maggi*, 1 Port.	110	5,4	FK
Blumenkohl-Broccoli-Suppe, *Knorr*, 1 Port.	100	4,5	FK
Blunze, Blutwurst, i.D.	301	29,0	F
Blutwurst, i.D.	301	29,0	F
Bockbier, hell, untergärig, 0,5 l	310	0	K
Bockwurst	277	25,3	F
Bohnen, grün	33	0,2	MV
Bohnen, weiß, *Bonduelle*	89	0,7	BE
Bohnen, weiß, getrocknet	238	1,6	BE
Bohnensalat, *Hengstenberg*	107	0,5	EK
Bohnensalat, *Kühne*	45	0,2	K
Bohnensprossen, frisch	34	0,7	M
Bolero Getränkepulver, Instant, *Eurostock*, i.D.; 100 ml zubereitet	2	0	K
Bolognese, vegetarisch, Bio, *Eden*	80	3,4	EK
Bolognese al Gusto, Tomaten, *Knorr*	66	2,8	K
Bolognaise Nudelsauce, *Bernbacher*	138	10,1	EF
Bolognesesauce, vegetarisch, *Zwergenwiese*	72	1,2	EF
Bonbel, Butterkäse, *Bel*	345	28,5	EF
Bonbel, cremig-würzig, *Bel*	318	26,0	EF
Bonbel, cremig-würzig à la Tomate & Basilikum, *Bel*	329	27,0	EF
Bonbel, Joghurt-leicht, *Bel*	271	19,0	EF
Bonbon, i.D.	388	0,3	K
Bonifaz, Pilze, *Bergader*	442	43,0	EF
Bonifaz, natur, *Bergader*	442	43,0	EF
Borschtsch, Russischer, 0,25 l	100	5,0	FM
Bouillon, Rinds-, Instant, *Knorr*, 1/8 l	5	0,2	
Bounty, *Mars*, 1 St. (28,5 g)	139	7,4	FK
Bounty, zartherb, *Mars*, 1 St. (28,5 g)	141	7,8	FK
Bounty-Eisriegel, *Mars*, 1 St. (40 g)	116	7,6	FK
Bourbon, 40 %, 4 cl	99	*	
Boursin, Knoblauch & feine Kräuter, *Bel*	406	40,0	EF
Boursin, Pfeffer, *Bel*	406	40,0	EF
Bowle, 150 ml	141	0,2	K
Boysenbeeren	37	0,3	MV
Brachse	116	5,5	EF
Brägenwurst	232	17,0	F
Brandy, 40 %, 2 cl	49	0	
Branntwein, 38 %, 2 cl	42	*	
Brasilnuss	687	68,0	FV
Brasse	116	5,5	EF
Bratapfelkuchen, BM, *Dr. Oetker*, 1 St. (140 g)	350	21,0	FK
Bratensaft, Instant, *Maggi*, 1 Port. (100 ml)	30	1,4	F
Bratensoße, Delikatess, Rind, *Maggi*, 1 Port. (100 ml)	26	0,9	K
Bratensoße, Jägersoße, *Knorr*	34	1,3	
Bratensoße Extra, *Knorr*, 1 Port. (100 ml)	43	1,3	
Brathähnchen	188	9,4	EF
Brathering	204	15,2	F

Lebensmittel (verzehrbarer Anteil)	Kilokalorien kcal	Fett g	Nährwert
Brathering, 1 St. (150 g)	306	22,8	F
Brathering, *Nadler*	168	9,7	EF
Bratkartoffeln mit herzhaftem Speck, FP, *Henglein*, 1 Port. (200 g)	166	3,8	K
Bratkartoffeln, FP, *Pfanni*, 1 Port. (200 g)	240	11,0	FK
Bratmaxe, Dicke, *Meica*, 1 St. (100 g)	256	22,0	F
Bratwurst, vom Kalb, i.D.	270	25,0	F
Bratwurst, vom Schwein, i.D.	291	25,6	F
Bratwürstchen, Bio, *Alnatura*	270	23,0	EF
Brauner Zucker	388	0	K
Braunkohl	37	0,9	MV
Braunschweiger Mettwurst, i.D.	374	35,6	F
Brechbohnen, grün, fein, *Bonduelle*	26	0,4	MV
Brechbohnen, junge, TK, Bio, *Frosta*	29	0,2	MV
Bremer Pinkel	205	11,0	F
Brennnesselsaft	6	0	MV
Brezel, Blätterteig-	400	24,3	FK
Brezel, Laugen-, 1 St. (50 g)	150	2,0	K
Brezeln, glutenfrei, Mais, *3 Pauly*	482	21,0	FK
Brie, 45 % Fett i. Tr.	284	22,4	F
Brie, 50 % Fett i. Tr.	342	27,9	F
Brie Royal	430	41,0	F
Bries, Kalb	99	3,4	EF
Briette, 30 % Fett i. Tr., *Striegistaler Zwerge*	211	13,0	EF
Broccoli-Röschen, TK, *Iglo*	29	0,8	V
Brokkoli	28	0,2	MV
Brokkoli-Cremesuppe, *Erasco*, 1 Port., 150 ml	90	4,0	K
Brokkolisuppe, *VitaVital*	40	2,8	F
Brombeeren	44	1,0	BV
Brombeeren, Dose, abgetropft	78	0,8	BK
Brombeerkonfitüre, 1 TL	26	0	K
Brombeersaft, ungesüßt, *Eden*	34	0	V
Brösel, 1 EL	54	0,3	K
Brot, s. einzelne Sorten			
Brotaufstrich Bärlauch, Bio, *Alnatura*	405	41,0	F
Brotaufstrich Ei & Schnittlauch, *Homann*	272	24,3	EF
Brotaufstrich Geflügelsalat mit Früchten, *gut & günstig*	295	26,7	F
Brotaufstrich Hokkaido-Kürbis, Bio, *Alnatura*	192	13,0	FK
Brotaufstrich Kichererbse-Ingwer, Bio, *Eden*	244	16,4	FK
Brotaufstrich Marktgemüse, Erbse-Basilikum, Bio, *Tartex*	234	18	FK
Brotaufstrich Marktgemüse Spinat-Pinienkerne, Bio, *Tartex*	233	19,0	FK
Brotaufstrich Nuss-Paprika, Bio, *Eden*	152	8,8	FK
Brotaufstrich soo cremig, Bio, *Tartex*, i.D.	354	33,0	F
Brotaufstrich Thunfisch, *Homann*	302	28,2	F
Brotaufstrich Tomate-Mozzarella, *Homann*	288	24,4	F

Lebensmittel (verzehrbarer Anteil)	Kilokalorien kcal	Fett g	Nährwert
Brotbackmischung Back-Mix Weißbrot, glutenfrei, BM, *Hammer Mühle*	359	1,0	K
Brotbackmischung Mix B-Brot-Mix, glutenfrei, BM, *Schär*	348	0,9	BK
Brötchen, 1 St. (30 g)	85	0,5	K
Brötchen aus Blätterteig, 1 St. (30 g)	153	19,0	K
Brotzeitkäse, Obazda Das Original, *Alpenhain*	341	30,0	EF
Brownies, BM, *Dr. Oetker*, 1 St. (43 g)	176	7,7	FK
Brownies, Chocolate Chunk American Style, BM, *Ruf, 1 Port.* (38 g)	159	7,8	FK
Brühe, fett, Würfel, *Maggi*, 1/4 l	18	1,3	
Brühe, gekörnt, *Maggi*, 1/4 l	8	0,5	
Brühe, Gemüse-, Instant, *Maggi*, 1/8 l	8	0,3	
Brühe, klar, *Maggi*, 1/4 l	8	0,3	
Brühwürfel, *Maggi*, 1/4 l	8	0,5	
Brühwurst, 25 %, Dose	288	25,0	F
Brunnenkresse	19	0,3	MV
Bruschetta Olive, schwarz, Bio, *Alnatura*	435	47,0	F
Brüsseler Kohl	36	0,3	MV
Brustschinken, Puten-, *Höhenrainer*	94	1,0	E
Büchsenmilch, 7,5 % Fett	132	7,6	F
Büchsenmilch, 7,5 % Fett, 1 TL	7	0,4	F
Büchsenmilch, 10 % Fett	177	10,1	F
Büchsenmilch, 10 % Fett, 1 Tassenpkg.	14	0,8	F
Büchsenmilch, 10 % Fett, 1 TL	9	0,5	F
Buchstabensuppe, *Knorr*, 1 Port.	90	1,0	K
Buchweizen, Korn, geschält	343	1,7	EK
Buchweizen-CornFlakes, Bio, *Allos*	405	1,3	BK
Buchweizengrütze	335	1,6	EK
Buchweizengrütze, 1 EL (20 g)	67	0,3	EK
Buchweizenvollmehl	359	2,7	BK
Buchweizenvollmehl, 1 EL (20 g)	72	0,5	BK
Bückling	223	15,5	EF
Budapester Salat, *Homann*	238	20,3	F
Budapester Salat, vegan, *bedda*	320	29,5	F
Büffelmilchkäse	288	24,4	EF
Buko, Balance, 17 % Fett, *Arla*	190	16,0	EF
Buko, Der Sahnige, *Arla*	252	25,0	F
Buko, mit Skyr, *Arla*	139	9,0	E
Buko, mit mildem Ziegenkäse, *Arla*	191	16,0	EF
Bulgur	344	1,8	BV
Bum Bum, Eiscreme, *Schöller*, 1 St. (72 ml)	134	6,9	FK
Bündnerfleisch	186	3,5	EF
Bündnerfleisch, original, *Zimbo*	211	5,0	E
Burlander, mild-würzig, 30 % Fett i. Tr., *Milram*	259	16,0	EF
Bürli, Ruchmehl, 1 St. (30 g)	67	0,3	K

Lebensmittel (verzehrbarer Anteil)	Kilo-kalorien kcal	Fett g	Nährwert
Bürzelkohl	11	0,3	V
Butaris Butterschmalz	898	99,8	F
Butaris Butterschmalz, 1 EL (15 g)	135	15,0	F
Butt, Heil-, weiß	95	1,6	E
Butter	754	83,2	F
Butter, 1 EL	75	8,3	F
Butter, 1 TL	38	4,2	F
Butter, leichte, 39 % Fett, *Du darfst*	360	39,0	F
Butter, Milchhalbfett	367	39,8	F
Butter, Milchhalbfett, 1 EL	39	4,0	F
Butter, Milchhalbfett, 1 TL	19	2,0	F
Butterbaguette Kräuter, *Meggle*	302	13,0	FK
Butterblätter, *Bahlsen*	500	23,0	FK
Buttergemüse, TK, *Iglo*	90	5,3	BF
Butterhörnchen, Mini, *Harry*, 1 Port. (28 g)	103	3,1	FK
Butterkäse, 30 % Fett i. Tr.	245	15,4	F
Butterkäse, 60 % Fett i. Tr.	379	34,7	F
Butterkeks, *Leibniz*, 6 St. (30 g)	131	3,6	FK
Butterkeks, 30 % weniger Zucker, *Leibniz*, 6 St. (32 g)	133	3,2	K
Butterkeks, glutenfrei, *Schär*, 1 Port. (41 g)	188	5,7	FK
Butterkeks, Vollkorn, *Leibniz*, 5 St. (34 g)	149	5,1	FK
Butterkeks Mini, *Leibniz*	448	13,0	FK
Butterkeks Mini Choco, *Leibniz*	479	19,0	FK

Lebensmittel (verzehrbarer Anteil)	Kilo-kalorien kcal	Fett g	Nährwert
Butterkuchen, TK, *Eismann*, 1 St. (58 g)	222	9,7	FK
Buttermilch, mit feinen Butterflocken, *Weihenstephan*	41	0,9	E
Buttermilch, Frucht, *Müller*, i.D.	63	0,5	E
Buttermilch, reine, *Müller*	38	0,6	E
Buttermilch-Drink, *Milram*, i.D.	58	0,4	EK
Buttermilchpulver	363	6,0	E
Buttermilch-Quark, Bio, *Arla*	70	0,5	E
Butterpilz	12	0,4	MV
Butterschmalz	897	99,5	F
Butter-Stollen, *Lieken Urkorn*	399	17,0	FK
Café au lait, *Nescafé DolceGusto*, 1 Tasse (180 ml)	40	2,0	FK
Caffè Freddo Cappuccino, *Mövenpick*, 1 Becher (200 g)	132	3,0	K
Caffè Freddo Macchiato, *Mövenpick*, 1 Becher (200 g)	168	7,4	FK
Caffè Latte Macchiato, *Emmi*	80	4,0	FK
Caffè Latte Balance, *Emmi*	34	0,6	K
Calamares, ausgebacken	112	2,0	E
Calamares à la Romana, TK, *Eismann*, 1 Port. (125 g)	256	13,0	FK
Calippo Cola, *Langnese*, 1 St. (105 g)	90	<0,5	K
Calvados, 2 cl	63	0	

Lebensmittel (verzehrbarer Anteil)	Kilokalorien kcal	Fett g	Nährwert
Calzone Speciale, TK, *Dr. Oetker*, 1 St. (290 g)	765	40,0	FK
Cambozola Balance, 70 % Fett i. Tr., *Champignon*	326	28,0	EF
Cambozola Classic, 70 % Fett i. Tr., *Champignon*	427	41,0	F
Camembert Unser Leichter, 30 % Fett i. Tr., *Weihenstephan*	211	13,0	EF
Camembert, 45 % Fett i. Tr.	285	22,3	EF
Camembert, 45 % Fett i. Tr., *Weihenstephan*	275	21,0	EF
Camembert, unser cremigster, 55 % Fett i. Tr., *Weihenstephan*	343	29,0	EF
Camembert, 60 % Fett i. Tr.	378	34,0	EF
Camembert, leicht, 30 % Fett i. Tr., *Champignon*	211	13,0	EF
Camembert, Rahm, 55 % Fett i. Tr., *Champignon*	333	28,0	EF
Campari, 5 cl	63	0	
Campino Früchte-Joghurt, *Storck*, 1 St. (4,1 g)	16	0,2	K
Cannelloni, *Barilla*	359	2,0	EK
Cantaloupemelone	22	0,1	MV
Cantuccini Selection, Bio, *Alnatura*	462	20,0	FK
Cappellini Tomaten-Basilikum, TK, *Hilcona/Hünten*	174	1,5	EK
Cappuccino, cremig zart, *Nestlé*, 150 ml	54	1,0	K
Cappuccino, Instant, *Jacobs* (10 g für 1 Tasse)	42	1,1	K

Lebensmittel (verzehrbarer Anteil)	Kilokalorien kcal	Fett g	Nährwert
Capri, Eis, *Langnese*, 1 St. (58 g)	53	‹ 0,5	K
Caprice des Dieux, 60 % Fett i. Tr., *Edelweiß*	345	31,0	F
Caramac, *Nestlé*, 1 Riegel	174	11,0	FK
Caramel-Töpfli, *Emmi*, 1 Becher (150 g)	209	6,8	K
Carbonara al Gusto, FP, *Knorr*, 1 Port. (125 ml)	153	13,0	F
Caretta-Orange, *Schöller*, 1 St. (55 ml)	57	0,1	K
Carissa (Natalpflaume)	78	1,1	V
Caro Malzkaffee, ohne Milch und Zucker, *Nestlé*, 1 Tasse (2,2 g + 120 ml Wasser)	8	‹0,5	
Casarecce, *Barilla*	359	2,0	EK
Cashews, geröstet und gesalzen, *Lorenz*, 1 Port. (30 g)	185	15,0	F
Cashewkerne, geröstet, gesalzen, Bio, *Naturata*	590	42,2	F
Cashews, geröstet, ohne Salz, *Ültje*	625	51,0	FM
Cassavastärke, 1 EL	52	+	K
Cassis, 2 cl	65	0	
Castellane, *Barilla*	364	2,0	EK
Celebrations, *Mars*, 1 Port. (27,3 g)	136	6,8	FK
Cenofix, Feinwürzmittel, Bio, *Cenovis*, 1 EL (15 g)	25	0,2	K
Cervelatwurst, i.D.	394	34,8	F
Chablis, 0,25 l	167	0	
Chai Latte, Classic, *Emmi*	53	1,0	K
Champagner, Brut	67	0	
Champagner, Demi-sec	124	0	
Champagner, Extra dry	70	0	

Lebensmittel (verzehrbarer Anteil)	Kilokalorien kcal	Fett g	Nährwert
Champagner, Sec	90	0	
Champagner-Cocktail, 5 cl, i.D.	60	0	
Champagner-Kraut, *Hengstenberg*	32	< 0,5	BV
Champignon	13	0,5	BM
Champignon, Dose	14	0,5	BE
Champignon, Hof-Pastete, Bio, *Brotaufstrich*	204	15,5	FK
Champignons, gegrillt, Antipasti, *Rewe Beste Wahl*	126	10,4	F
Champignoncremesuppe, *Knorr*, 1 Port. (200 g)	84	2,8	K
Champignoncremesuppe, Guten Appetit, *Maggi*, 1 Port. (250 ml)	63	0,4	K
Chartreuse, gelb, 40 %, 2 cl	60	0	
Chavroux, Ziegenfrischkäse, *Edelweiß*	167	12,0	F
Chayote	27	0,1	V
Cheddar, 50 % Fett i. Tr.	393	32,2	F
Chef-Frites, TK, *McCain*	151	4,0	K
Cherimoya (Anone)	62	0,3	V
Cherry Brandy, 30 %, 2 cl	61	0	
Chester, 50 % Fett i. Tr.	394	32,4	EF
Chiasamen, Bio, *Govinda*	456	33,7	EF
Chicken-Sticks, TK, *Iglo*, 1 Port. (74 g)	187	8,6	EF
Chicorée	16	0,2	MV
Chili-Bratling, Bio, *Verival*, 1 St.	204	8,6	EF
Chili con Carne, Eintopf, *Erasco*, 1 Port. (255 g)	252	8,7	EK

Lebensmittel (verzehrbarer Anteil)	Kilokalorien kcal	Fett g	Nährwert
Chili con Seitan, Tex Mex, *Danival*	74	1,0	K
Chilisauce „sweet chilli", Bio, *Bamboo Garden*	134	0,1	K
Chili, Hot-, Grill- und Würzsauce, *Naturata*	109	0,9	K
China Chicken, Hähnchen süss-sauer & Mie-Nudeln, *Apetito*, 1 Port. (350 g)	466	7,4	EK
Chinakohl	13	0,3	MV
Chinamorcheln, getr.	100	3,0	E
Chinaröllchen, TK, *Eismann*, 1 Port. (200 g)	455	23,0	FK
Chinesisch süß-sauer Sauce, Pikant, *Uncle Ben's*, 1 Port. (133 g)	104	0,4	K
Chinesische Bratnudeln, TK, *Bofrost*, 1 Port. (330 g)	363	11,6	FK
Chinesischer Gemüsetopf, *Erasco*, 1 Port.	84	0,8	MVK
Chips	557	39,4	FK
Chips, 1 Port. (30 g)	167	11,8	FK
Chipsletten, gesalzen, *Lorenz*, 1 Port. (30 g)	162	9,6	FK
Choc Ovo, *Ovomaltine*, 1 Riegel (20 g)	87	2,6	K
Choclait Chips Classic, *Nestlé*, 1 Port. (20 g)	101	5,2	FK
Choco cappucino, typ Vanille, *Jacobs* (12,5 g für 1 Tasse)	51	1,3	K
Choco Crossies Classic, *Nestlé*, 1 Port. (20 g)	103	5,3	FK
Choco Krispies, *Kellogg's*, 1 Port. (30 g + 125 ml fettarme Milch)	174	2,6	K

Lebensmittel (verzehrbarer Anteil)	Kilokalorien kcal	Fett g	Nährwert
Choco Nippon, *Hosta,* 1. St. (9,5 g)	51	2,9	K
Choco Tresor Nougat, *Kellogg's,* 1 Port. (30 g + 125 ml fettarme Milch)	195	6,7	FK
Choco-Balls, Bio, *Eden*	400	4,2	K
Chocolate Mint, Likör, 27 %, 2 cl	64	0	
Chocolate O's, glutenfrei, *Glutano,* 1 St.	52	2,5	FK
Chokini, *Bahlsen*	487	23,0	FK
Chop Suey, *Weight Watchers,* 1 Port. (400 g)	324	2,4	EK
Christstollen, echter Dresdner, Bio, *Dr. Quendt*	404	18,3	FK
Chutney, 1 EL	42	0	K
Ciabatta Brötchen zum Fertigbacken, *Jaus*	268	3,0	BK
Ciabatta rustica zum Fertigbacken, glutenfrei, *Schär,* 1 St. (50 g)	137	4,0	BK
Cini-Minis, *Nestlé,* 1 Port. (30 g + 125 ml fettarme Milch)	185	4,9	K
Clementine	46	0,3	V
Clementine, 1 St. (40 g)	18	0,1	V
Club Mate Cola, 0,33 l, *Brauerei Loscher*	132	0	K
Clusters, Mandel, *Nestlé,* 1 Port. (30 g + 125 ml fettarme Milch)	177	4,1	K
Coca-Cola, 0,25 l	105	0	K
Coca-Cola light, 0,25 l	1	0	
Cocktailkirsche, 1 St.	8	‹0,01	K
Cocktailsauce, *Kühne*	231	19,0	FK
Cocktailsauce, *tegut*	361	35,0	FK
Cocktailwürstchen, 1 St. (10 g)	30	2,8	F
Cognac, 40 %, 2 cl	47	0	
Cointreau, 40 %, 2 cl	47	0	
Cola-Fläschchen, *Haribo*	343	‹ 0,5	K
Cola-Mix, Limonade, *Krumbach*	38	0	K
Cola-Rum	154	0	K
Cola-Schlangen, *Haribo*	343	‹ 0,5	K
Color-Rado, *Haribo,* i.D.	358	2,2	K
Comtess-Kuchen, *Bahlsen,* i.D.	445	24,0	FK
Cookies Chocolate Mountain, Classic, *Griesson,* 1 St.	95	4,8	FK
Corned beef, deutsch	141	6,0	EF
Cornetto Bottermelk Zitrone, *Langnese,* 1 St.	181	8,1	FK
Cornetto Erdbeer, *Langnese,* 1 St.	176	7,0	FK
Cornetto Haselnuss, *Langnese,* 1 St.	211	12,0	FK
Cornflakes, *Kellogg's,* 1 Port. (30 g + 125 ml fettarme Milch)	171	2,2	K
Cornflakes, Crunchy Nut, *Kellogg's,* 1 Port. (30 g + 125 ml fettarme Milch)	180	3,4	K
Cornflakes, glutenfrei, *Schär*	371	1,0	K
Cornichons, *Specht*	21	0,2	
Cornichons, klein, 1 St.	2	+	
Corny free Müsliriegel, *Schwartau,* 1 St., i.D.	68	2,0	K
Corny Milch Müsliriegel, Classic, *Schwartau,* 1 St.	134	5,8	FK

Lebensmittel (verzehrbarer Anteil)	Kilokalorien kcal	Fett g	Nährwert
Corny Müsliriegel, Schoko, *Schwartau*, 1 St.	114	4,4	FK
Cottage Cheese	81	2,9	EF
Country Potatoes Classic, TK, *McCain*	150	6,0	FK
Courgettes	19	0,4	MV
Couscous, Bio, *Alnatura*	351	2,4	EK
Couscous, TK, *Frosta*	143	6,3	FK
Couscoussalat mit Linsen u. Gemüse, *Alnatura*, 1 Port. (125 g)	271	17,0	FK
Cracker	379	14,0	FK
Crackers Delicate Meersalz, *Wasa*, 1 Scheibe	130	3,9	K
Cranberries, frisch	46	0,4	MV
Cranberries, getr. + gesüßt, Bio, *Naturata*	315	1,0	BK
Crazy Curry, Rotes Thaicurry mit Reis, *Apetito*, 1 Port. (350 g)	655	29,8	FK
Crema Balsamico, classic romance, *Hengstenberg*	140	0,1	K
Crema con Aceto Balsamico, Origin, Bio, *Alnatura*	250	<0,5	K
Crème Brûlée, *Dr. Oetker*, 1 Port.	270	17,0	FK
Crème de Cacao, 27 %, 2 cl	57	0	
Crème de Grand Marnier, 17 %, 2 cl	67	0	
Crème de Menthe, 30 %, 2 cl	75	0	
Crème double, *Dr. Oetker*, 1 EL (20 g)	80	8,4	F
Crème fraîche, classic *Dr. Oetker*, 1 EL (25 g)	74	7,5	F
Crème fraîche Kräuter, *Dr. Oetker*, 1 EL (25 g)	71	7,0	F
Crème fraîche légère, *Dr. Oetker*, 1 EL (25 g)	42	3,8	F
Creme Stracciatella, FP, *Dr. Oetker*, 1 Port.	109	3,1	K
Creme-Dessert, Schokolade, *Natreen*, 1 Port. (69 g)	56	2,4	FK
Cremefine zum Kochen, 15 % Fett, *Rama*, 1 Port. (15 ml)	25	2,5	F
Cremequark, Erdbeer, *Ehrmann*	97	3,1	K
Cremesuppe, Kräuter Bio, *Natur Compagnie*	25	0,2	K
Cremissimo Bourbon-Vanille, *Langnese* (100 ml)	96	3,8	K
Cremissimo Eierlikör-Vanille, *Langnese* (100 ml)	120	4,9	FK
Cremissimo Stracciatella, *Langnese* (100 ml)	124	5,1	FK
Cremissimo Walnuss, *Langnese* (100 ml)	134	6,1	FK
Crevetten	87	0,9	E
Croissant, Butter-, *Kamps*, 1 St. (75 g)	314	14,5	FK
Crunchips, Paprika, *Lorenz*, 1 Port. (30 g)	161	9,9	FK
Cuba libre	162	0	K
Cuja Mara Split, *Langnese*, 1 St.	94	3,0	FK
Culinesse, Pflanzencreme, *Rama*	628	71,0	F
Cumberland Sauce, 1 EL	16	0	K
Cupcake, Himbeer, BM, *RUF*, 1 St.	281	18,5	FK

Lebensmittel (verzehrbarer Anteil)	Kilokalorien kcal	Fett g	Nährwert
Curacao blue, 30 %, 2 cl	75	0	
Curryhuhn, *Du darfst*, 1 Port. (375 g)	435	9,8	EK
Curry-Ketchup, *Heinz*	116	0,3	K
Curry-King XXL, *Meica*, 1 Port.	840	56,0	FK
Curry-Mango-Sauce, *Heinz*	331	28,0	FK
Currypulver, 1 TL	8	0,3	
Currysauce, Delikatess, *Maggi*, 1 Port. (100 ml)	51	2,6	FK
Curry-Sesam, vegetarische Pastete, *Granovita*	219	16,9	F
Curry, Thai-, *Du darfst*, 1 Port. (350 g)	364	17,9	FK
Curuba, Taxo (Frucht)	63	0,4	V
Cyclamat	0	0	
Cynar, *Campari*, 4 cl	100	0	
Daiquiri, 15 cl	113	0	
Damhirsch	116	2,5	E
Danablu, Rahmstufe, *Castello*	341	29,0	EF
Danbo, 45 % Fett i. Tr.	330	27,0	EF
Danone OIKOS Joghurt, Maracuja Traum, 1 Becher	179	10,3	FK
Danone OIKOS Joghurt, Stracciatella, 1 Becher	214	12,5	FK
Dany Dunkle Schokolade + Sahne, *Danone*, 1 Becher	161	8,3	FK
Dany Schoko + Sahne, *Danone*, 1 Becher	158	7,4	FK
Dany Schoko-Vanille + Sahne, *Danone*, 1 Becher	155	7,2	FK
Dany Vanille + Sahne, *Danone*, 1 Becher	153	7,0	FK
Danziger Goldwasser, 38 %, 2 cl	75	0	
Dattel, frisch	280	0,5	MV
Dattel, frisch, 1 St. (15 g)	42	0,1	MV
Dattel, getr.	276	0,5	BK
Dattel, getr., 1 St. (7 g)	19	0	BK
Dattel, getr., entsteint, Bio, *Alnatura*	293	0,5	BK
Dattelmark, 1 EL	40	+	K
Dauerhefe, 7 g	20	0,1	
Debreziner, Puten-, *Höhenrainer*	206	15,0	F
Deit Citro, Diätlimonade, 0,2 l	2	0	
Deit Orange, Diätlimonade, 0,2 l	6	0	
Dekor Konfetti, *Dr. Oetker*	415	5,5	K
Delicate Thin Crisp, Rosmarin & Salz, *Wasa*, 1 Scheibe	34	0,7	K
Delicate Thin Crisp, Sesam & Salz, *Wasa*, 1 Scheibe	37	1,2	K
Dessertsoße, Frucht, *Schwartau*, i.D.	284	3,3	K
Dessertsoße ohne Kochen, Bourbon-Vanille, *Dr. Oetker*	95	1,6	K
Dessertsoße ohne Kochen, Vanille-Geschmack, *Dr. Oetker*, 1 Port.	68	1,1	K
Dessertsoße zum Kochen, Vanille-Geschmack, *Dr. Oetker*, 1 Port.	114	2,0	K

Lebensmittel (verzehrbarer Anteil)	Kilokalorien kcal	Fett g	Nährwert
Dessertwein, 5 cl	80	*	
Deutschländer Würstchen, *Meica*, 1 St. (55 g)	126	10,5	F
Dextro Energy, 1 Täfelchen (5,75 g)	21	+	KM
Dezaley, 0,25 l	166	0	
Diät-Konfitüre, 1 TL, i.D.	20	+	K
Diät-Sauermolke, Bio, *Heirler*	20	0,1	EK
Dickmilch, 3,5 % Fett	64	3,5	EF
Dickmilch, entrahmt	32	0,1	E
Dickmilch, mit Frucht, 3,5 % Fett	95	3,1	EK
Dickmilch, mit Frucht, fettarm	83	1,0	E
Dickmilch, Sahne-, mit Frucht	144	9,0	EF
Dill, frisch	54	0,8	V
Dillgurke	14	0,1	
Dillhappen, mit Joghurt, *Nadler*	217	15,8	EF
Dill-Sahne-Sauce, *Thomy*	77	5,8	FK
Dinkel, gepufft, Bio, *Alnatura*	374	2,1	K
Dinkelbrezeln Sesam, Bio, *Alnatura*	404	8,6	K
Dinkelbrötchen, 1 St. (50 g)	113	1,7	K
Dinkelchen, mit Vollmilchschokolade, *Dr. Quendt*, 1 Pkg. (85 g)	394	15,0	FK
Dinkelchen, mit Zartbitterschokolade, *Dr. Quendt*, 1 Pkg. (85 g)	398	16,6	FK
Dinkel-Cracker, Natur, Bio, *Alnatura*, 1 St. (5 g)	21	0,6	BK
Dinkel-Cracker, Sesam, Bio, *Alnatura*, 1 St. (5 g)	22	0,8	FK
Dinkel-Crunchy, Bio, *Alnatura*	443	13,0	K
Dinkel-Drink, ungesüßt, Bio, *Alnatura*	42	1,5	K
Dinkelflakes, Bio, *Alnatura*	379	2,5	BK
Dinkelflocken, Großblatt, Bio, *Alnatura*	353	2,6	BK
Dinkelgrünkernbrot, Bio, *Alnatura*	193	1,4	BK
Dinkel-Hafer-Taler, Vollkorn, *3 Pauly*	504	25,0	FK
Dinkel-Joghurt-Taler, Bio, *Sonnentor*, 1 Pkg. (50 g)	246	11,7	FK
Dinkel-Kakao-Poppies, Bio, *Allos*	381	4,5	K
Dinkelkleie, Bio, *Alnatura*	268	4,7	BM
Dinkelknusperkeks, Vollkorn, *3 Pauly*	499	24,0	FK
Dinkel-Knusper-Taler, Vollmilch, Bio, *Alnatura*	566	38,7	FK
Dinkelmehl, Type 630, Bio, *Alnatura*	344	1,3	K
Dinkelmehl, Type 1050, Bio, *Alnatura*	344	1,8	BK
Dinkel-Muffins Schoko, BM, Bio, *Bauck-Hof*	378	4,8	K
Dinkel-Schoko-Kekse, Bio, *Alnatura*	484	25,0	FK
Dinkel-Spaghetti, Bio, *Alnatura*	360	1,5	EK
Dinkel-Spaghetti, Vollkorn, Bio, *Naturata*	345	2,5	K

Lebensmittel (verzehrbarer Anteil)	Kilokalorien kcal	Fett g	Nährwert
Dinkelstangen, Sesam, Bio, *Alnatura*	426	13,6	BK
Dinkeltaler Apfel-Zimt, Bio, *Sonnentor*, 1 Pkg. (60 g)	229	1,0	K
Dinkel-Vollkornbrot, fit & vital, *Lieken Urkorn*, 1 Scheibe (50 g)	120	2,8	BK
Dinkelvollkornmehl, Bio, *Alnatura*	338	2,7	BK
Dinkelwaffel, ungesalzen, Bio, *Dennree*	372	2,8	K
Dinkelwaffeln mit Reis, Hildegard, Bio, *Sonnentor*	375	2,3	K
Dinkelwaffeln Nougat, Bio, *Rosengarten*	543	35,2	FK
Dinkel-Zwieback, *Sommer*	402	6,8	BK
Dino Kids, Vollkorn, *3 Pauly*	455	19,0	FK
Dip Hot Cheese, *Chio*	144	8,6	FK
Dip Hot Salsa, *Chio*	119	0,2	K
Domino, Eiscreme, *Langnese*, 1 St. (50 g)	128	8,0	FK
Dominosteine, Dresdner Marzipan-, Bio, *Dr. Quendt*	408	15,5	FK
Donauwellen-Torte, TK, *Coppenrath & Wiese*, 1 St. (91,5 g)	303	18,2	FK
Donut, 1 St.	393	19,0	FK
Doppelbockbier, dunkel, 0,3 l	222	0	K
Doppeldecker, Himbeerpudding & Vanillasoße/ Waldmeisterpudding & Vanillasoße, *Müller*	90	1,3	K
Doppeldecker, Schokopudding & Vanillasoße, *Müller*	103	2,9	K
Doppelkeks, glutenfrei, *Schär*, 1 St. (20 g)	95	3,8	FK
Doppelkorn, 38 %, 2 cl	42	0	
Doppelrahmfrischkäse, i.D.	340	31,5	F
Doppelwacholder, 38 %, 2 cl	42	0	
Doradenfilet	138	6,8	E
Dörrobst, gemischt	225	0,7	BK
Dörrzwetschgen	222	0,6	BK
Dorsch	77	0,7	E
Dorsch, getr.	339	2,5	E
Dorsch in Senfsoße, TK, *Eismann*, 1 Port. (250 g)	220	9,3	E
Dorschrogen, frisch	125	3,2	E
Dosenmilch, 4 % Fett	111	4,1	K
Dosenmilch, 4 % Fett, 1 TL	6	0,2	K
Dosenmilch, 7,5 % Fett	132	7,6	F
Dosenmilch, 7,5 % Fett, 1 TL	7	0,4	F
Dosenmilch, 10 % Fett	177	10,1	F
Dosenmilch, 10 % Fett, 1 Tassenpkg.	14	0,8	F
Dosenmilch, 10 % Fett, 1 TL	9	0,5	F
Dosenwürstchen, i.D.	306	28,3	EF
Dreikornbrot, *Büsch*, 1 Scheibe (40 g)	106	2,8	BK
Dresdner Stollen	389	17,6	FK
Drops, i.D.	388	0,3	K
Drops, s.a. Produktnamen			
Dubonnet, 5 cl	60	0	

Lebensmittel (verzehrbarer Anteil)	Kilokalorien kcal	Fett g	Nährwert
Duettini, gefüllt mit Kakaocreme, Bio, *Allos*	484	24,0	FK
Duetto mit Zartbittercreme, Bio, *Allos*	507	26,0	FK
Duplo, *Ferrero*, 1 St. (18,2 g)	101	6,1	FK
Durian	141	1,8	MV
Ebereschenfrucht	85	2,0	V
Edamer, 30 % Fett i. Tr.	254	16,2	F
Edamer, 30 % Fett i. Tr., 20 g	51	3,2	F
Edamer, 40 % Fett i. Tr.	320	23,4	EF
Edamer, 45 % Fett i. Tr.	357	28,3	EF
Edelbitterschokolade, 70 % Kakaomasse	520	40,0	FK
Edelbitterschokolade, 70 % Kakaomasse, 1 Kästchen	26	2,0	FK
Edelcreme, Kräuter, *Adler*	290	26,0	EF
Edelcreme, mit Emmentaler, *Adler*	295	26,0	EF
Edelcreme, Sahne, *Adler*	293	26,0	EF
Edelhefe, *Dr. Ritter*, 1 EL	52	0,6	MV
Edel-Marzipan-Brot, *Zentis*	459	22,0	FK
Edelpilzkäse, 60 % Fett i. Tr.	355	29,8	F
Edelpilzsauce, FP, *Steinhaus*	157	14,0	F
Edelpilzsauce, Feinschmecker, *Knorr*, 1 Port.	78	5,3	FK
Edelzwicker, 0,25 l	150	0	
Egerlinge	22	0,3	BE
Eggnogg, 1 Glas	340	19,0	FK
Ei, Hühner-, 1 St. (55-60 g)	81	5,9	EF
Eichblattsalat	14	0,3	V
Eierfrucht, 1 St. (250 g)	43	0,5	BM
Eiergrog, 1 Glas (150 g)	224	3,8	K
Eierlikör, 20 %, 2 cl	53	1,4	
Eiermuschelsuppe, *Maggi*, 1 Port. (250 ml)	39	0,4	K
Eiernudeln, 7 Hühnchen, *Birkel*	358	2,0	EK
Eierpflaume	63	0,2	V
Eiersalat, *Popp*	284	25,7	F
Eiersalat mit Schnittlauch, *Homann*	282	25,4	F
Ei-Ersatz, glutenfrei, *3 Pauly*	480	25,0	FK
Eierschwammerl	15	0,5	BM
Eierschwammerl, Dose	16	0,7	B
Eierspätzle, *Bürger*	171	4,2	K
Eierspätzle, frisch, *Henglein*	164	3,1	K
Eierspätzle, TK, *Eismann*	163	3,2	K
Eierteigwaren, i.D.	354	2,8	K
Eierteigwaren, s.a. Nudeln			
Eigelb, mittelgroß (19 g)	67	6,1	F
Eiklar, mittelgroß (33 g)	16	0	E
Einmachhilfe, *Dr. Oetker*	300	0	K
Eipulver, Trockenvollei, 1 EL (10 g)	57	4,2	F
Eisbein, hinteres	185	12,2	EF
Eisbein, vorderes	215	12,0	EF
Eisbergsalat	13	0,2	V
Eiscreme Choc, *Eismann*, 1 Port. (48 g)	140	9,9	FK
Eiscreme Chocolat Chips, *Mövenpick* (100 ml)	124	5,1	FK

Lebensmittel (verzehrbarer Anteil)	Kilokalorien kcal	Fett g	Nährwert
Eiscreme Crème Brûlée, *Mövenpick*	111	4,2	FK
Eiscreme Cremissimo Bourbon-Vanille, Leichter Genuss, *Langnese* (100 ml)	96	3,8	K
Eiscreme Cremissimo Eierlikör-Vanille, *Langnese* (100 ml)	120	4,9	FK
Eiscreme Cremissimo Schwarzwälder Kirsch, *Langnese* (100 ml)	120	4,5	FK
Eiscreme Cremissimo Stracciatella, *Langnese* (100 ml)	124	5,1	FK
Eiscreme Cremissimo Walnuss, *Langnese* (100 ml)	134	6,1	FK
Eiscreme, Frucht-, 1 Kugel (75 g)	60	0,1	K
Eiscreme Kirsche, *Mövenpick* (100 ml)	107	3,0	FK
Eiscreme Maple Walnuts, *Mövenpick* (100 ml)	148	9,6	FK
Eiscreme, Milch-, 1 Kugel (75 g)	95	2,3	K
Eiscreme, Sahne-, 1 Kugel (75 g)	165	12,8	FK
Eiscreme, Schokoladen-, 1 Kugel (75 g)	143	7,2	FK
Eiscreme, Vanille-, 1 Kugel (75 g)	165	12,8	FK
Eiscreme Schwarzwälder Kirsch, *Mövenpick* (100 ml)	123	4,4	FK
Eiscremetüte Maple Walnuts, *Mövenpick*, 1 St. (120 ml)	239	13,8	FK
Eiscremetüte Schwarzwälder Kirsch, *Mövenpick*, 1 St. (120 ml)	203	9,8	FK
Eiskaffee, 0,2 l	216	17,0	FK
Eiskaffee Frappé, zubereitet mit fettarmer Milch, *Nestlé* (14 g Pulver)	147	3,2	K
Eismeer-Krabben	87	1,4	E
Eisschokolade, 0,2 l	630	38,0	FK
Eistee	30	0	K
Eistee, Zitrone, *Adelholzener*	17	<0,5	
Eistüte, gewickelt, *DeBeukelaer*, 1 St.	41	5,1	K
Eiswaffel Noch eine, *Bahlsen*	495	22,0	FK
Eis-Waffelherzen, *Tekrum*, 1 St.	13	0,2	K
Eiswaffeltüte, 1 St., i.D.	40	1,0	K
Eiswein, 0,25 l	245	0	K
Eiweiß, mittelgroß (33 g)	16	0	E
Eiweiß-Konzentrat 85, Bio, *Dr. Ritter*	359	1,0	E
Eliche, *Buitoni*	356	1,9	K
Elisenlebkuchen	412	20,0	FK
Elisenlebkuchen, Schokolade	485	28,0	FK
Emmentaler, 45 % Fett i. Tr.	400	31,4	EF
Emmentaler, Allgäuland, 45 % Fett i. Tr., *Arla*	377	29,0	EF
Endiviensalat	14	0,2	MV
Ente	227	17,2	EF
Entenfleisch, *Du darfst*, 1 Port. (400 g)	288	6,0	E

Lebensmittel (verzehrbarer Anteil)	Kilokalorien kcal	Fett g	Nährwert
Entenpastete	306	23,0	F
Entrecôte	130	4,5	EF
Erbsen, Dose, abgetropft	51	0,5	B
Erbsen, grün	81	0,5	BV
Erbsen, Hülsenfrucht, roh	59	0,2	BV
Erbsen, junge, TK, Bio, *Frosta*	81	0,8	EV
Erbsen, zart u. fein, *Bonduelle*	86	0,7	BV
Erbsen mit Möhrchen, zart u. fein, *Bonduelle*	47	0,6	BV
Erbseneintopf Hubertus mit Speck, *Erasco*, 1 Port. (400 g)	356	8,8	BK
Erbseneintopf mit Schweinefleisch, *Buss*	79	1,6	BK
Erbsentopf mit Speck, *Maggi*, 1 Dose (340 g)	299	12,0	FK
Erbseneintopf mit Wiener Würstchen, Volle Kelle, *Meica*	100	5,0	EF
Erbswurst gelb mit Speck,, *Knorr*, 1 Port. (250 ml)	78	2,5	K
Erdäpfel	68	0,1	KV
Erdartischocke (Topinambur)	30	0,4	KV
Erdbeer-Amaranth-Müsli, Bio, *Alnatura*	396	5,6	K
Erdbeerbowle, 0,25 l, i.D.	198	0	K
Erdbeere	32	0,4	V
Erdbeere, Dose	70	0,2	
Erdbeere, TK	33	0,4	V
Erdbeersaft, *Pago*	50	< 0,5	KV
Erdbeer-Sahne-Rolle, *Coppenrath & Wiese*	244	10,2	FK

Lebensmittel (verzehrbarer Anteil)	Kilokalorien kcal	Fett g	Nährwert
Erdbeertomate	72	1,1	V
Erdnuss	564	48,1	FV
Erdnuss Flippies, *funny-frisch*, 1 Port. (30 g)	149	7,2	FK
Erdnussbutter	630	50,0	EF
Erdnusscreme, 1 TL	63	5,0	EF
Erdnüsse, geröstet und gesalzen, *Lorenz*, 1 Port. (30 g)	186	15,0	F
Erdnüsse, in der Schale, Bio, *Naturata*	607	48,1	EF
Erdnüsse, würzig-pikant, *Lorenz*, 1 Port. (30 g)	183	15,0	F
Erdnüsse pikant gewürzt, ohne Fett geröstet, *Ültje*, 1 Port. (30 g)	177	14	F
Erdnusslocken, Classic, *Lorenz*, 1 Port. (30 g)	150	7,5	FK
Erdnusslocken, Classic leicht, *Lorenz*, 1 Port. (30 g)	136	5,1	FK
Erdnussmus, *Granovita*, 1 TL	61	4,8	EF
Erdnussmus mit Stückchen, gesalzen, Bio, *Rapunzel*	610	48,3	EF
Erdnussöl, 1 EL (10 g)	90	10,0	F
Erdnussöl, *Vitaquell*	900	100	F
Erfrischungs-Sticks, *Griesson*, 1 St. (5 g)	20	0,5	K
Escorial grün, 56 %, 2 cl	78	0	
Eselsmilch, 0,25 l	104	2,5	E
Eskariol	14	0,2	MV
Espresso	2	0	
Espresso mit Zucker, 1 Tasse	26	0	K

Lebensmittel (verzehrbarer Anteil)	Kilokalorien kcal	Fett g	Nährwert
Espressobohnen, schokoliert, zartbitter, Bio, *Alnatura*	532	40,8	FK
Esrom Classic, *Arla*	323	25,0	EF
Essig, 1 EL (10 g)	2	0	
Essig, 6 % Säure	19	0	
Essig, Apfel-, Bio, *Améa egocalo xx*	213	0	K
Esskastanien	196	1,9	BK
Esskastanien, 8 St.	94	0,9	BK
Esspapier, Monster, Hoch-Oblaten-Bäckerei	360	0,9	K
Estragon, gehackt, 1 EL	3	0,1	V
Eszet-Schnitten, Vollmilch, *Stollwerck*	531	30,2	FK
Euka Menthol, *Storck*, 1 St.	17	<0,1	K
Exportbier, hell, 0,5 l	235	0	K
Express-Reis Mediterran, *Uncle Ben's*, 1 Pkg. (250 g)	439	8,6	K
Express-Reis Mexikanisch, *Uncle Ben's*, 1 Pkg. (250 g)	400	5,6	K
Express-Reis Risi Bisi, *Uncle Ben's*, 1 Pkg. (250 g)	382	5,6	K
Express-Reis Spitzen-Langkorn, *Uncle Ben's*, 1 Pkg. (250 g)	352	2,2	K
Fadennudeln	359	3,0	K
Falafel, FP, Bio, *Alnatura*	201	8,1	EK
Fanblock, *Kamps*, 1 St.	409	7,3	K
Fanta Mandarine, *Coca-Cola*, 0,25 l	103	0	K
Fanta Orange, *Coca-Cola*, 0,25 l	95	0	K
Farfalle, *Buitoni*	356	1,9	K
Farinzucker	388	0	K
Farmers-Gemüse, Feld Frisch, TK, *Iglo*	40	0,7	MV
Fasan, mit Haut	154	6,6	EF
Favorel, 45 % Fett i. Tr., *Danbo*	325	25,4	EF
Federkohl	37	0,9	BV
Feige, frisch	63	0,5	MV
Feige, frisch, 1 St. (60 g)	38	0,3	MV
Feige, getr.	250	1,3	BK
Feige, getr., 1 St. (15 g)	37	0,2	BK
Feige, kandiert	296	0,2	K
Felchen	100	3,2	E
Feldsalat	14	0,4	MV
Fenchel	19	0,3	MV
Ferrero Küsschen, Klassik, 1 St. (8,9 g)	56	4,2	FK
Festtagssuppe, *Buss*	49	3,0	FK
Feta, Bio, *Alnatura*	239	19,0	EF
Fettuccine Wildlachs in Safran-Sahne-Sauce, TK, *Frosta*	106	3,2	EK
Feuertopf, *Erasco*, 1 Port. (400 g)	306	9,2	EK
Feuerzangenbowle, 0,2 l	334	0	K
Filegro in Kräutersauce, TK, *Iglo*, 1 Port. (125 g)	145	7,1	EF
Filegro Müllerin Art, TK, *Iglo*, 1 Port. (125 g)	225	11,5	EF
Fideo	359	1,5	K
Fidenà	359	1,5	K
Fischfilet Limanda Aspera, TK, *Eismann*, 1 Port. (150 g)	213	8,9	EF
Fischfrikadelle, paniert, TK	129	3,6	FK
Fischstäbchen, TK, *Eismann*, 1 St. (30 g)	57	2,5	EF

Lebensmittel (verzehrbarer Anteil)	Kilokalorien kcal	Fett g	Nährwert
Fischstäbchen, TK, *Iglo*, 1 St. (30 g)	59	2,3	EF
Fisolen	30	0,2	MVB
Fit & aktiv Drink, pur, *Bauer*	77	1,8	K
Fit Apfel-Zitrone, *Gerolsteiner*	19	+	KV
Fitness, *Nestlé*, 1 Port. (30 g + 125 ml fettarme Milch)	169	2,4	K
Fitness Chocolat, *Nestlé*, 1 Port. (30 g + 125 ml fettarme Milch)	179	4,2	K
Fitness Fruits, *Nestlé*, 1 Port. (40 g + 125 ml fettarme Milch)	204	3,0	K
Fix für Bologneser Gratin, *Maggi*, 1 Port.	558	29,6	FK
Fix für Broccoligratin, *Maggi*, 1 Port.	250	14,0	FK
Fix für Chili con Carne, *Maggi*, 1 Port.	423	24,0	FK
Fix für Chinapfanne Chop Suey, *Maggi*, 1 Port.	324	12,9	FK
Fix für Geschnetzeltes Waldpilz-Rahm, *Knorr*, 1 Port.	308	14,0	EF
Fix für Gulasch, *Maggi*, 1 Port.	225	9,9	FK
Fix für Gyros, *Maggi*, 1 Port.	422	25,2	F
Fix für Hackbraten, *Maggi*, 1 Port.	412	28,0	FK
Fix für Käsespätzle, *Maggi*, 1 Port.	489	16,0	K
Fix für Lasagne, *Maggi*, 1 Port.	784	46,7	FK
Fix für Nudel-Schinken-Gratin, *Maggi*, 1 Port.	576	27,2	FK
Fix für Ofen-Spirelli alla Mamma, *Maggi*, 1 Port.	611	34,3	EK
Fix für Ofen-Tortelloni alla panna, *Maggi*, 1 Port.	506	23,2	FK
Fix für Rouladen, *Maggi*, 1 Port.	327	13,4	EF
Fix für Sauerbraten, *Knorr*, 1 Port.	200	8,2	EF
Fix für Schweinebraten, *Knorr*, 1 Port.	261	15,0	EF
Fix für Schweinebraten, *Maggi*, 1 Port.	188	5,3	E
Fix für Seelachs in Kräutersahne, *Maggi*, 1 Port.	604	43,2	EF
Fix für Spaghetti Bolognese, *Knorr*, 1 Port.	513	16,0	K
Fix für Spaghetti Napoli, *Maggi*, 1 Port.	376	5,2	K
Fix für ungarisches Gulasch, *Maggi*, 1 Port.	257	10,2	EF
Fix für Würstchengulasch, *Knorr*, 1 Port.	327	26,0	EF
Fix für Zucchinipfanne Toscana, *Knorr*, 1 Port.	108	5,0	FK
Fladenbrot	263	2,0	K
Fladenbrot, Vollkorn	266	2,6	BK
Flädle, Suppeneinlage, *Bürger*	330	21,0	FK
Flädlesuppe, schwäbische, *Knorr*, 1 Port.	60	1,3	K
Flammkuchen, nach Bauernart, TK, *Wagner*, 1 St.	841	43,0	FK
Flammkuchen, Original Elsässer Art, TK, *Wagner*, 1 St.	822	43,5	FK

Lebensmittel (verzehrbarer Anteil)	Kilokalorien kcal	Fett g	Nährwert
Flammkuchenböden, rund, *Florian's*, 1 St. (130 g)	333	5,1	K
Flanzenfleisch Cevapcici, vegan, Bio, *Granovita*	275	14,1	EF
Fleisch, s. einzelne Tierarten			
Fleischbrühe, Rinder-, *Maggi* (150 ml)	7	0,4	
Fleischextrakt, 1 TL	12	0,1	
Fleischkäse	297	27,5	F
Fleischklößchen, Suppeneinlage, TK, *Eismann*, 1 Port. (62 g)	110	6,1	EF
Fleischklößchensuppe, *Maggi*, 1 Port.	68	0,8	K
Fleischpastete, i.D.	250	15,0	F
Fleischrotwurst, *Rasting*	241	18,0	F
Fleischsalat, Metzger-Art, *Homann*	293	28,3	F
Fleischsalat, vegan, *bedda*	301	29,8	F
Fleischsalat, vegetarisch, *Vitaquell*	271	26,0	F
Fleischsalat, Veggie-, mit Gurke, *Homann*	225	20,6	F
Fleischsalat mit Meerrettich, *Nadler*	266	25,0	F
Fleischsalat mit Salatcreme, *Nadler*	360	35,4	F
Fleischsuppe, Instant, 1 Port.	15	1,0	
Fleischsuppe, klar, *Maggi*, 1/4 l	13	0,9	
Fleischtaschen, gerollt, *Bürger*	187	6,7	FK
Fleisch-Tortelloni, *Steinhaus*	216	6,5	EK
Fleischwurst	296	28,5	F
Fleischwurst, fränkische, *Du darfst*	228	19,0	EF
Fleischwurst, über Buchenholz geräuchert, *Herta*	301	28,0	F
Fleischwurst mit Knoblauch, *Herta*	301	28,0	F
Fliederbeeren	54	1,7	V
Fliederbeersaft	38	0,4	K
Flohsamen, Hildegard, Bio, *Sonnentor*	274	7,7	BE
Flohsamen, Hildegard, Bio, *Sonnentor*, 1 EL (5 g)	14	0,4	BE
Florentiner, *Alnatura*, 1 St.	285	21	FK
Flunder	72	0,7	E
Flunder, geräuchert	110	1,9	E
Flussbarsch	81	0,8	E
Flusskrebs	65	0,5	E
Foie gras, Gänseleber	131	4,0	E
Fondor, Streuwürze, *Maggi*, 1/2 TL	5	0,1	
Forelle	103	2,7	E
Forelle, geräuchert	120	4,0	E
Framboise, 2 cl	67	0	
Frankfurter Kranz, 1 St. (120 g)	446	23,5	FK
Frankfurter Würstchen, i.D.	272	24,4	F
Freiburger Vacherin	374	28,0	EF
French Dressing, frisch, *Weight Watchers*	66	2,9	FK
Friesenkrabben, Dose	94	2,5	E
Frikadelle, Lupinen-, glutenfrei, vegan, Bio, *alberts*	224	9,9	FK

Lebensmittel (verzehrbarer Anteil)	Kilokalorien kcal	Fett g	Nährwert
Frikadellen Klassisch, *Rügenwalder Mühle,*	278	21,0	EF
Frischer Quark, mild & cremig, *Ehrmann,* 0,2 % Fett	49	0,2	E
Frischer Quark, mild & cremig, *Ehrmann,* 20 % Fett	78	3,7	EF
Frischgemüse-Topf, *Erasco,* 1 Port.	136	3,9	MV
Frischkäse, körniger	91	4,0	EF
Frischkäse fitline, natur, 0,2 % Fett, *Exquisa*	64	0,2	E
Frischkäse Joghurt, natur, *Exquisa*	169	14,0	EF
Frischkäsescheiben, natur, *Exquisa*	351	34,0	EF
Friséesalat	14	0,2	V
Frites 1-2-3 Original, TK, *McCain*	144	4,0	K
Froop, Frucht auf Joghurt, *Müller,* 1 Becher, i.D.	105	2,2	K
Froot Loops, *Kellogg's,* 1 Port. (30 g + 125 ml fettarme Milch)	178	3,0	K
Frosties, *Kellogg's,* 1 Port. (30 g + 125 ml fettarme Milch)	172	2,1	K
Frucht pur, Apfel & Birne, *Holle,* 1 Beutel (90 g)	53	0,2	K
Frucht pur, Apfel mit Karrotte & Pastinake, *Holle,* 1 Beutel (90 g)	44	0,1	K
Frucht pur, Fruchtaufstrich, Aprikose, Bio, *Allos*	98	‹0,5	K
Frucht pur, Fruchtaufstrich, Erdbeere, Bio, *Allos*	100	‹0,5	K
Fruchtaufstrich, Pflaumenmus, *Natreen*	112	0,3	K
Fruchtaufstrich, Samt, Brombeere, *Schwartau*	197	0,2	K
Fruchtaufstrich, Waldfrucht-Konfitüre, *Natreen*	131	0,5	K
Fruchtaufstrich 75 % Frucht, *Zentis,* i.D.	173	0,2	K
Fruchtaufstrich Leichte Früchte, *Zentis,* i.D.	156	0,2	K
FruchtBeisser, Banane, Bio, *Schneekoppe,* 1 St. (40 g)	146	5,2	FK
Fruchtbonbon, 5 g	19	0	K
Fruchtbuttermilch, *Müller,* 500 g, i.D.	313	2,5	EK
Fruchtcocktail, *Del Monte*	50	0	K
Fruchtcocktail, *Edeka*	77	0,1	K
Früchtebrot	350	11,8	BK
Früchtemüsli, Bio, *Rapunzel*	338	6,5	BK
Früchtetraum, *Ehrmann,* i.D.	116	4,0	FK
Früchtetraum Erdbeer-Mousse, *Ehrmann*	111	3,9	K
Fruchtgelee, Apfel, Bio, *Zwergenwiese*	249	0	K
Fruchtgelee, Himbeere, Bio, *Zwergenwiese*	244	0	K
Fruchtjoghurt, 0,1 % Fett, *Weihenstephan,* 1 Becher, i.D.	137	0,2	E
Fruchtjoghurt, *Andechser Natur,* i.D.	97	3,0	EK

Lebensmittel (verzehrbarer Anteil)	Kilokalorien kcal	Fett g	Nährwert
Fruchtjoghurt, mit Vollkorn, *Onken*, i.D.	105	2,8	EK
Frucht-Kefir, 1,5 % Fett	88	1,0	E
Frucht-Kefir, vollfett	101	3,0	E
Fruchtkonfitüre, 1 TL, i.D.	27	+	K
Fruchtleder, Himbeere	336	3,1	K
Fruchtleder, Waldfrucht	355	4,5	K
Fruchtnektar, 0,2 l, i.D.	134	0,2	K
Fruchtprickler Apfel, *Granini*	26	‹0,5	K
Fruchtprickler Exotic, *Granini*	27	‹0,5	K
Fruchtpüree, Apfel-Waldfrucht, Bio, *FruchtBar*, 1 Beutel (100 g)	52	0,5	K
Fruchtpüree, Birne-Apfel-Hirse, Bio, *FruchtBar*, 1 Beutel (100 g)	67	‹0,5	K
Fruchtpüree, Himbeere-Apfel-Vollkorn, Bio, *Fruchtbar*, 1 Beutel (100 g)	75	‹0,5	K
Fruchtquark, *Weihenstephan*, i.D.	143	6,3	EF
Fruchtriegel à la Grüner Smoothie, Bio, *Alnatura*, 1 St.	107	3,9	K
Fruchtriegel Erdbeer-Apfel-Hafer, Bio, *Fruchtbar*, 1 St. (23 g)	98	3,7	K
Fruchtriegel Mango-Dattel, Bio, *Alnatura*, 1 St.	111	2,8	K
Fruchtsaft, 0,2 l, i.D.	106	0,6	KV
Fruchtsaft, gesüßt, 0,2 l, i.D.	113	0,5	K
Fruchtsaft, mit Süßstoff, 0,2 l, i.D.	44	0,2	K
Fruchtsaft, s. a. einzelne Sorten			
Fruchtsaftlikör, 30 %, 2 cl, i.D.	56	0	K
Fruchtsalat mit Joghurt-Creme	104	3,0	KV
Fruchtsauce Amarenakirsche, Bio, *Allos*	110	0,5	K
Fruchtschnitte, Beeren-, Bio, *Alnatura*, 1 St.	292	6,5	K
Fruchtschnitte, Mango, Bio, *Allos*, 1 St. (30 g)	122	5,3	FK
Fruchtschnitte, Multi-, Bio, *Alnatura*, 1 St.	301	9,8	FK
Fruchtschnitte, Sanddorn, *Granovita*, 1 St. (30 g)	126	5,4	FK
Fruchtsirup, 1 EL, i.D.	38	0,2	K
Fruchtsoße Mango, Bio, *Alnatura*	108	‹0,5	K
Fruchtsoße Sanddorn-Honig, Bio, *Alnatura*	178	3,4	K
Fruchtwein, 0,2 l	148	*	
Fruchtzucker, 1 EL	60	0	K
Fruchtzucker, 1 TL	30	0	K
Fruchtzucker, *Schneekoppe*	400	0	K
Fruchtzuckerbonbon, 1 St.	19	0	K
Fruchtzuckerschokolade, i.D.	553	36,1	FK
Fruchtzwerge, *Danone*, 1 Becher (50 g)	47	1,3	K

Lebensmittel (verzehrbarer Anteil)	Kilokalorien kcal	Fett g	Nährwert
Fruchtzwerge, weniger süß, *Danone*, 1 Becher (50 g)	44	1,3	K
Fruchtzwerge Maxi, *Danone*, 1 Becher (100 g)	94	2,5	FK
Fructiv, *Müller*, i.D.	32	+	K
Frühlingsquark, 7 Kräuter, *Milram*	138	9,7	EF
Frühlingsquark, leicht, *Milram*	80	2,4	E
Frühlingssuppe China, süß-sauer, *Buss*	41	1,0	K
Frühlingstopf, Minuto, *Birkel*, 1 Port.	184	1,4	K
Frühlingszwiebel	23	0,5	V
Frühstücksbrei, Basen-Balance, Bio, *Rapunzel*	378	7,9	BE
Frühstücksbrei mit Amaranth, Basis, Bio, *Allos*	387	10,8	BK
Frühstücksbrei mit Amaranth, Bircher, Bio, *Allos*	378	7,9	BK
Frühstücksfleisch, i.D.	294	25,4	F
Frühstückskonfitüre, *Zentis*, i.D.	244	0,2	K
Frühstücksmüsli, *Seitenbacher*	362	6,0	EK
Frühstücksspeck, gekocht	611	58,0	F
Frühstücksspeck, kross gebraten, ohne Fett	330	24,0	F
Frühstücksspeck, roh	697	77,0	F
Frühstückszwieback, 5 Cerealien Schoko, *Brandt*, 1 St.	90	3,6	FK
Fruity Fruchtschnitte, *Schwartau*, 1 St., i.D.	81	1,3	K
Fünf-Minuten-Terrine, Hühner-Nudeltopf, *Maggi*, 1 Port.	155	3,0	K
Fünf-Minuten-Terrine, Kartoffelbrei mit Röstzwiebeln (u. Croûtons), *Maggi*, 1 Port.	252	11,5	FK
Fünf-Minuten-Terrine, Nudeln in Rahmsoße, *Maggi*, 1 Port.	240	7,4	FK
Gala-Pudding, Bourbon-Vanille, *Dr. Oetker*, 1 Port.	132	2,0	K
Gala-Pudding, Schokolade, *Dr. Oetker*, 1 Port.	153	2,7	K
Galetta, 1-Minuten-Cremepudding, Schokolade, *Dr. Oetker*, 1 Port.	154	2,7	K
Galetta, 1-Minuten-Cremepudding, Vanille-Geschmack, *Dr. Oetker*, 1 Port.	139	2,4	K
Gans	342	31,0	F
Gänsebrust, geräuchert	190	10,0	F
Gänseleber, frisch	131	4,0	E
Gänseleber, Stopf-	462	44,0	F
Gänseleberpastete	247	18,0	EF
Gänseschmalz	896	99,5	F
Gänseschmalz, 1 EL	90	10,0	F
Garnele	87	1,4	E
Garnele, geschält, 1 St. (39 g)	34	0,5	E
Garnelen, Tiefsee-, TK, *Eismann*, 1 Port. (90 g)	66	0,9	E
Garnelen, White Tiger, Provence, TK, *Escal*	177	7,9	EF

Lebensmittel (verzehrbarer Anteil)	Kilo-kalorien kcal	Fett g	Nährwert
Garnelen in Knusperpanade, TK, *Costa*, 1 Port. (125 g)	291	13,1	FK
Gartenkräuterdressing, 1 EL	3	+	
Gartenkresse, 1 Kästchen (25 g)	8	0,2	MV
Gartenmelde	26	0,3	V
Gebäck, s. einzelne Sorten			
Gebackene Bohnen, *Erasco*, 1 Port. (400 g)	268	3,2	EK
Gebirgsenzian, 38 %, 2 cl	53	1,0	
Geflügelbierschinken, *Wiesenhof*	172	12,0	EF
Geflügel-Consommé, *Lacroix*	14	0,5	
Geflügelfrikadelle, *Hülshorst*, 1 St.	245	13,9	F
Geflügel-Hacksteaks, *Hoppe*, 1 St. (190 g)	385	24,7	EF
Geflügelleber-Pâté	247	18,0	EF
Geflügelleberwurst, fein, *Gutfried*	246	20,0	EF
Geflügelleberwurst, Pommersche, *Rügenwalder Mühle*	271	22,0	F
Geflügelmortadella, *Wiesenhof*	236	20,0	F
Geflügel-Salami Classico, *Wiesenhof*	303	23,0	EF
Geflügelsalat, Veggie-, *Popp*	227	20,1	F
Geflügelsalat, *Weight Watchers*	164	9,9	EF
Geflügelsalat Hawaii, *Homann*	179	11,5	EF
Geflügelsalat mit Ananas und Mandarinen, *Edeka*	308	25,0	F
Geflügelwiener, *Wiesenhof*, 1 St.	114	9,5	EF
Geflügelwiener, *Gutfried*, 1 St.	107	9,2	EF
Geflügelwurst, mager, 30 g, i.D.	32	1,4	EF
Geflügelwürstchen, mit 5 % Speck vom Schwein, *Böklunder*, 1 St.	99	8,0	EF
Geiß	149	7,9	EF
Gekochte Klöße, 1 St., i.D.	88	0,5	K
Gelatine, Blatt-/gemahlen, *Dr. Oetker*	350	0	E
Gelbe Rüben	25	0,2	V
Gelbwurst, 30 g, i.D.	84	8,1	F
Gelbwurst, Puten-, *Höhenrainer*	222	19,0	F
Gelee nach Hausfrauenart, *Schwartau*, i.D.	243	0,2	K
Gelfix Classic 1 : 1, FP, *Dr. Oetker*	306	1,5	K
Gelfix Extra 2 : 1, FP, *Dr. Oetker*	321	0,3	K
Gelfix Super 3 : 1, FP, *Dr. Oetker*	315	0,4	K
Gelier-Fruchtzucker 3 : 1, FP, *Dr. Oetker*	145	0,3	K
Gelier-Fruchtzucker 3 : 1, *Ruf*	396	0	K
Gelierzucker Extra 2 : 1, FP, *Dr. Oetker*	172	0,3	K
Gelierzucker mit Süßungsmittel aus Stevia , FP, *Dr. Oetker*	145	0,3	K

Lebensmittel (verzehrbarer Anteil)	Kilokalorien kcal	Fett g	Nährwert
Gemüsebouillon, *Knorr*, 1/8 l	4	0,1	
Gemüse-Bratlinge, Bio, *Verival*, 1 St. (200 g)	242	7,0	B
Gemüsebrühe, klar, *Maggi*, 1/4 l	8	0,3	
Gemüsebrühe, Würfel, zubereitet, Bio, *Cenovis*, 1/8 l	8	0,6	
Gemüse-Burger, Bio, 1 Port. (160 g)	340	3,4	BK
Gemüse-Eintopf, *Erasco*, 1 Port. (400 g)	156	3,2	BK
Gemüse-Frikadelle, *Avita*, 1 St. (75 g)	98	4,2	FK
Gemüse-Hefebrühe, zubereitet, *Vitam*	5	0,2	
Gemüsekonserve (außer Erbsen), i.D.	42	0,2	MV
Gemüse-Lasagne Italia, *Eismann*, 1 Port. (350 g)	363	14,4	K
Gemüsemaultaschen, *Bürger*	180	3,0	K
Gemüsemix, deutsche Küche, TK, *Frosta*	43	0,6	MV
Gemüsemix, italienische Küche, TK, *Frosta*	29	0,3	MV
Gemüse-Mix in Aspik, *Rasting*	46	0,3	
Gemüse-Nudel-Suppe, Bio, *Alnatura*	24	0,2	K
Gemüsepfanne Arizona, TK, *Eismann*, 1 Port. (165 g)	151	7,3	K
Gemüsepfanne Asia Curry, *Frosta*	57	2,3	FV
Gemüsepfanne Provence, TK, *Frosta*	50	1,5	MV
Gemüsepfanne Thai, TK, *Frosta*	44	0,9	MV
Gemüsepfanne Toskana, TK, *Frosta*	41	1,9	MV
Gemüseravioli, Bio, *Alnatura*, 1 Dose (400 g)	348	2,8	K
Gemüseravioli, *Maggi*, 1 Port. (400 g)	330	5,5	K
Gemüse-Reis-Bratling, glutenfrei, vegan, Bio, *Pfiffikus*	115	3,0	BK
Gemüsesalat, *Vitaquell*	189	17,0	F
Gemüsestäbchen, TK, *Iglo*, 1 Port.	264	12,0	FK
Gemüse-Sticks, *Quisit*, 1 St.	71	2,4	K
Gemüsesuppe, asiatisch mit Hühnerfleisch, *Weight Watchers*, 1 Port. (395 ml)	87	2,0	
Gemüse-Tortellini, Bio, *Alnatura*	289	3,7	BK
Géramont Cremig-leicht, 39 % Fett i. Tr., *Savencia*	220	16,0	EF
Géramont Feine Scheiben, leicht, 44 % Fett i.Tr., *Savencia*	286	22,0	EF
Géramont Feine Scheiben, natur, 60 % Fett i.Tr., *Savencia*	373	33,0	EF
Géramont Frisch-Genuss, 75 % Fett i. Tr., *Savencia*	372	37,0	EF
Géramont Le Snack, 60 % Fett i. Tr., *Savencia*	343	31,0	EF
Géramont mit Joghurt, 45 % Fett i. Tr., *Savencia*	243	19,0	EF
Germ, Bäcker-, 1 Würfel	33	0,5	V

Lebensmittel (verzehrbarer Anteil)	Kilokalorien kcal	Fett g	Nährwert
Germknödel mit Mohnzuckermischung, TK, FP, *Iglo*, 1 St.	615	24,0	FK
Germknödel Powidl, FP, *Henglein*	237	2,2	K
Gerolsteiner Moment, Grüntee & Traube	18	0	
Gerolsteiner Moment, Rooibostee & Mango	18	0	
Gerste, entspelzt, ganzes Korn	314	2,1	BK
Gerstengrütze	310	1,5	BK
Gerstengrütze, 1 EL	62	0,3	BK
Gerstenmehl, Vollkorn	348	1,9	BK
Geschnetzeltes Zürcher Art, Menüschale, *Erasco*, 1 Port. (460 g)	478	14,0	EF
Geschnetzeltes Zürcher Art, TK, *Apetito*, 1 Port. (495 g)	470	17,3	EF
Gewürzgurken, KNAX, *Hengstenberg*	25	<0,5	K
Gewürzgurken, *Kühne*	30	0,2	K
Gewürzketchup, Bio, *Byodo*	130	<0,5	K
Gewürzketchup Curry, scharf, *Hela*	136	0,3	K
Gewürzketchup Tomate, *Hela*	126	0,1	K
Gewürzmischung, 1 TL	14	0,4	
Gin, 45 %, 2 cl	48	0	
Gin Fizz (5 cl Gin), 0,2 l	179	+	
Ginger Ale, *Schweppes*	37	0	K
Gin-Tonic (2 cl Gin), 0,2 l	140	0	
Giotto, *Ferrero*, 1 St.	28	2,1	FK
Gipfel (Hefeteig), 1 St.	140	10,0	FK
Glühwein, 0,2 l, i.D.	210	0	K
Glutamat, 1 TL	12	0	E

Lebensmittel (verzehrbarer Anteil)	Kilokalorien kcal	Fett g	Nährwert
Glutenfreie Brotmischung, dunkel, BM, *Schneekoppe*	214	5,6	BK
Glutenfreie Pasta, Rigatoni, *3Pauly*	368	2,4	EK
Glutenfreie Penne Rigate, *Barilla*	359	1,8	EK
Glutenfreier Knusper-Snack Vollmilch, *Schneekoppe*	491	25,0	FK
Glutenfreier Pizzateig, BM, *Schneekoppe*	221	5,0	K
Glutenfreies Früchtemüsli, *Schneekoppe*	358	2,3	BK
Glutenfreies Müsli, #107, *Seitenbacher*	430	20,0	FK
Gnocchi, Bio, *Hilcona*	176	3,8	K
Gnocchi originale, frisch, Bio, *Bio-verde*	152	<0,5	K
Gnocchi, Pfannen-, FP, *Hilcona*	153	2,1	K
Gojibeeren, Bio, *Dennree*	343	3,5	K
Gojisaft, *Rabenhorst*	58	0,2	KV
Goldbären, *Haribo*, i.D.	343	<0,5	K
Goldbarsch	105	3,6	E
Golden Longs, TK, *McCain*	171	7,0	FK
Goldfischli, Orginal, *funny-frisch*, 1 Port. (30 g)	134	4,5	FK
Goldknusperfilets Goldback, TK, *Iglo*, 1 St.	194	7,6	FK
Goldmais, *Bonduelle*	80	1,9	KV
Goldmais, bunter Mix, *Bonduelle*	64	1,4	K
Goldmais, Texas-Mix, *Bonduelle*	80	1,9	K
Gorgonzola	360	31,2	F

Lebensmittel (verzehrbarer Anteil)	Kilokalorien kcal	Fett g	Nährwert
Gorgonzola Cremoso, *Galbani*	316	26,0	EF
Götterspeise, *Dr. Oetker*, 1 Becher, i.D.	96	0	K
Gouda, 17 % Fett absolut, *gut & günstig*	283	17,5	EF
Gouda, 40 % Fett i. Tr.	300	22,3	EF
Gouda, 45 % Fett i. Tr., *Milram*	348	27,0	EF
Gouda Sandwichscheiben, *Hochland*	334	27,0	EF
Goulasch, s. Gulasch			
Gourmetleberwurst, Pute, *Höhenrainer*	305	28,0	EF
Gourmet-Pudding, Schokolade, *Byodo*	341	2,7	K
Grahambrot	199	1,0	B
Grahambrot, 1 Scheibe (40 g)	80	0,4	B
Gran Gusto, *Galbani*	346	25,0	EF
Gran Ragù Verdure, *Bernbacher*	113	7,7	FK
Granatapfel	74	0,6	V
Grand Dessert, Café au lait, *Ehrmann*	125	4,9	FK
Grand Dessert, Grieß, *Ehrmann*	133	5,8	FK
Grand Dessert, Schoko, *Ehrmann*	124	5,0	FK
Grand Dessert, Vanille, *Ehrmann*	116	4,7	FK
Grand Marnier, 2 cl	64	0	
Granola, Paleo, Caramel Apple Pie, *Planet organic*	558	37,3	FK
Grapefruit	38	0,2	V
Grapefruit, 1 St. (250 g)	95	0,5	V
Grapefruitnektar, Pink, Trinkgenuss, *Granini*	41	<0,5	KV
Grapefruitsaft, gesüßt, 0,2 l	116	0,2	KV
Grapefruitsaft, ungesüßt, 0,2 l	94	0,2	KV
Gratinkäse Finello, *Arla*	314	23,0	EF
Graubrot	210	1,0	B
Graubrot, 1 Scheibe (40 g)	84	0,4	B
Graupen, Gersten-	338	1,4	EK
Graupen, Gersten-, 1 EL	68	0,3	EK
Graupennudeln, *Birkel*	361	2,5	EK
Graupentopf, *Erasco*, 1 Port. (400 g)	140	1,6	K
Graupentopf, Westfälischer, *Buss*	46	1,4	K
Greyerzer, 45 % Fett i. Tr.	399	32,1	F
Greyerzer, 45 % Fett i. Tr., 20 g	80	6,4	F
Griebenschmalz	920	99,0	F
Grieß	328	1,0	BK
Grieß, 1 EL	49	0,2	BK
Grießauflauf	108	5,0	FK
Grießbrei, mit Milch, 1 Port. (200 g)	310	11,0	FK
Grießbrei Klassische Art, FP, *Mondamin*, 1 Port.	192	3,0	K
Grießbrei nach klass. Art, *Dr. Oetker*, 1 Port.	286	4,3	K
Grießpudding Vanille (Fertigmischung), Bio, *Bauck*	385	1,2	K
Grießpudding mit Himbeeren, *Landliebe*	129	4,8	FK
Grießpudding mit Kirschsoße, *Müller*	137	6,6	K

Lebensmittel (verzehrbarer Anteil)	Kilo-kalorien kcal	Fett g	Nährwert
Grießpudding mit Zimt, *Landliebe*	138	6,0	FK
Grießpudding Traditionell, *Landliebe*	138	6,0	FK
Grießschnitte	174	6,0	FK
Griess-Töpfli, Classic, *Emmi*, 1 Becher	277	14,0	FK
Grießtraum, *Ehrmann*, i.D.	120	3,2	K
Grill-Bratwurst, *Hareico*	281	25,0	EF
Grillhaxe, TK, *Eismann*, 1 Port. (200 g)	295	15,0	EF
Grillknacker, Bio, *Taifun*, 1 St.	147	10,8	EF
Grog (4 cl Rum, 2 St. Zucker)	133	0	K
Grüne Bohnen, fein, *Bonduelle*	26	0,4	BV
Grüne Bohnen mit Speck, TK, *Iglo*	66	4,3	BF
Grüne Nudeln, gekocht	109	0,4	K
Grüne Nudeln, roh	362	1,2	K
Grüne-Bohnentopf, *Sonnen Bassermann*	40	1,0	
Grünkern	324	2,7	BK
Grünkern-Gemüse-Bratling	144	6,0	BF
Grünkohl	37	0,9	BV
Grünkohl, nach Holsteiner Art, *Kühne*	50	1,7	BV
Grünkohl, TK, *Iglo*	30	1,1	BV
Gruyère	399	32,1	F
Gruyère, 20 g	80	6,4	F
Guave, 1 St. (150 g)	51	0,8	V
Guave, Dose, mit Sirup	65	0,3	K
Gugelhupf, BM, *Dr. Oetker*, 1 St.	155	8,0	FK
Guinness, 1/2 Pint	102	0	K
Guinness, Übersee, 0,33 l	214	0	K
Gulasch, Rind, Dose	125	6,0	EF
Gulasch, Rind, TK	138	7,9	EF
Gulasch, ungarisch, *Weight Watchers*, 1 Port.	360	7,2	E
Gulasch, vegetarisch, Bio, *Eden*, 1 Dose (390 g)	238	4,3	EK
Gulaschsoße, *Maggi*, 1 Port. (100 ml)	44	1,8	FK
Gulaschsuppe, ungarische	51	2,1	F
Gulaschsuppe, ungarische, *Erasco*, 1 Port. (260 ml)	138	6,0	EF
Gulaschtopf, Minuto XXL, *Birkel*, 1 Port. (350 g)	291	2,9	K
Gummibären, *Haribo*	343	<0,5	K
Gurke	12	0,2	V
Gurken, Honig-, *Kühne*	75	0,1	K
Gurkenhappen, Schlesische, feinwürzig, *Kühne*	51	0,1	K
Gurkenviertel STICKSI, *Hengstenberg*, i.D.	36	<0,5	K
Gustin, Feine Speisestärke, *Dr. Oetker*	350	0,1	K
Gustin, Feine Speisestärke, *Dr. Oetker*, 1 TL	21	0	K
Gutsherrensalat, vegetarisch, *Vitaquell*	269	24,0	F
Gutsherrentopf, *Buss*	97	4,5	EF
Gutswurst, Pute, *Höhenrainer*	155	10,0	EF

Lebensmittel (verzehrbarer Anteil)	Kilokalorien kcal	Fett g	Nährwert
Gyrosgeschnetzeltes vom Schwein, *MeinMetzger*	196	11,1	EF
Hackbällchen	251	16,0	EF
Hackbällchen, Jäger-, *Erasco*, 1 Port. (395 g)	438	32,0	EF
Hackbällchen, Veggie-, vegan, *NatureGourmet*	253	11,8	EF
Hackepeter	320	30,0	F
Hackfleisch, gemischt	245	18,8	EF
Hackfleisch, Rind	216	14,0	EF
Hacksteaks, Menüschale, *Erasco*, 1 Port. (480 g)	446	19,0	FK
Hack-Wirsing-Pfanne, TK, *Apetito*, 1 Port. (450 g)	446	23,4	FK
Hafer-Crunchy Schoko, Bio, *Alnatura*	435	13,0	FK
Hafer-Dinkel-Kekse, Bio, *Alnatura*	452	18,0	FK
Hafer-Drink Smelk Classic + Ca, *Kölln*	46	1,2	K
Hafer-Drink Smelk Schoko + Ca, *Kölln*	52	0,6	K
Haferfleks, Knusper-Klassik, Vollkorn, *Kölln*	396	5,4	BK
Haferfleks, Knusper-Honig, Vollkorn, *Kölln*	392	4,3	BK
Haferfleks, Knusper-Schoko, Vollkorn, *Kölln*	398	5,0	BK
Haferflocken, Kleinblatt, Bio, *Spielberger*	348	7,0	BK
Haferflocken, Instant, *Kölln*	366	7,3	K
Haferflocken, Kernige, *Kölln*	361	6,7	BK

Lebensmittel (verzehrbarer Anteil)	Kilokalorien kcal	Fett g	Nährwert
Hafergenuss mit Bourbon-Vanille, *Dr. Oetker*, 1 Port. (320 g)	426	11,2	K
Hafergrütze	371	5,8	K
Haferkleie, Bio, *Davert*	355	8,2	EK
Haferkleieflocken, *Kölln*	350	8,0	BK
Hafermehl, 1 EL	75	1,4	K
Hagebuttenkonfitüre	252	0,2	K
Hähnchen Cordon bleu, TK, *gut & günstig*, 1 Port.	269	5,8	EK
Hähnchen süß-sauer, *Jütro*, 1 Port. (400 g)	412	4,0	EK
Hähnchenbrust, mit Haut	145	6,2	EF
Hähnchenbrust Finesse, *Herta*, i. D.	111	2,0	E
Hähnchenbrustfilet, gefüllt Madras, paniert, TK, *Eismann*, 1 Port. (150 g)	224	5,9	EK
Hähnchenbrustfilet, unpaniert, TK, *Eismann*, 1 Port. (100 g)	99	1,4	E
Hähnchenbrustfilet, mediterran, *Weight Watchers*, 1 Port. (350 g)	312	2,5	EK
Hähnchen-Curry, TK, *Frosta*	104	2,5	EK
Hähnchenfleisch	166	9,6	EF
Hähnchengrillbraten, *Wiesenhof*	102	2,0	E
Hähnchenherzen	124	5,3	EF
Hähnchenkeule mit Haut	174	11,2	EF
Hähnchen-Paella, TK, *Frosta*, 1 Port. (500 g)	585	23,5	EF
Hähnchenpfanne Bratkartoffel, TK, *Frosta*, 1 Port. (500 g)	475	17,0	EK

Lebensmittel (verzehrbarer Anteil)	Kilokalorien kcal	Fett g	Nährwert
Hähnchenpfanne Farfalle, TK, *Rewe Beste Wahl*, 1 Port. (400 g)	408	12,4	EK
Hähnchensalami, *Gutfried*	343	27,0	EF
Hähnchen-Sticks, klassik, *Gutfried*	382	26,0	EF
Halbbitter-Kuvertüre	396	11,0	K
Halbfettmargarine	368	40,0	F
Halbfettmargarine, 37 % Fett, *Lätta*	338	37,0	F
Hallimasch	15	0,7	BM
Halwa	379	2,0	K
Hammel, s. Lamm und Schaf			
Handkäse	126	0,7	E
Handkäse, Hessischer, Bio, *Alnatura*	124	0,3	E
Hanuta, *Ferrero*, 1 St.	119	7,0	FK
Hanuta Mini, *Ferrero*, 1 St.	58	3,4	FK
Hartweizen-Eiernudeln, No. 1, *Birkel*	361	2,5	EK
Hartweizennudeln Genuss pur, *3 Glocken*, i.D.	359	2,6	EK
Harzer Käse	126	0,7	E
Hase	113	3,0	E
Hasel-Nougat-Creme, *Granovita*	581	40,3	FK
Haselnusskerne	644	61,6	FV
Haselnuss-Krokant, *Dr. Oetker*	455	13,0	K
Haselnusskuchen, BM, 1 St.	285	4,7	FK
Haselnuss-Mandel-Schnitte, *Granovita*, 1 St.	155	10,5	FK
Haselnussmus, 20 g	135	13,0	F
Haselnussöl, kaltgepresst, Bio, *Sölling*	900	100	FV
Havarti, *Arla*	336	26,0	EF
Hecht	81	0,9	E
Hefe, Bäcker-, 1 Würfel	31	0,5	V
Hefe, Bier-, 1 EL	35	0,6	V
Hefe, Trocken-, 7 g	20	0,1	
Hefeextrakt, *Vitam*	233	0,3	
Hefeflocken, *Erntesegen*, 1 EL	33	0,5	MV
Hefeflocken, honigsüße, *Vitam*	368	6,5	KV
Hefeklöße für Dampfnudeln, *Henglein*	224	1,8	K
Hefeteig Garant, *Dr. Oetker*, 1 Pkg. (32 g)	78	0,4	K
Heidelbeeren	37	0,6	BV
Heidelbeeren, TK, ungesüßt	83	0,5	BV
Heidelbeeren ohne Zucker, Dose	24	0,4	B
Heidelbeersaft, Bio, *Voelkel*	40	0,1	KV
Heilbutt, schwarz, geräuchert	221	17,1	EF
Heilbutt, weiß	95	1,6	E
Heiße Tasse, Broccoli-Creme, *Erasco*, 1 Tasse	68	3,4	FK
Heiße Tasse, Champignon-Creme, *Erasco*, 1 Tasse	68	3,4	FK
Heiße Tasse, Chinesische Gemüsesuppe, *Erasco*, 1 Tasse	42	0,5	K
Heiße Tasse, Gemüse-Creme, *Erasco*, 1 Tasse	46	0,7	K
Heiße Tasse, Kartoffel-Creme, *Erasco*, 1 Tasse	75	2,1	K

Lebensmittel (verzehrbarer Anteil)	Kilokalorien kcal	Fett g	Nährwert
Heiße Tasse, Kürbis-Creme, *Erasco*, 1 Tasse	87	4,2	FK
Heiße Tasse, Lauch-Creme, *Erasco*, 1 Tasse	84	4,1	FK
Heiße Tasse, Rinderkraftbrühe-Consommé, *Erasco*, 1 Tasse	38	2,2	FK
Heiße Tasse, Spargel-Creme, *Erasco*, 1 Tasse	71	4,0	FK
Heiße Tasse, Tomaten-Creme, *Erasco*, 1 Tasse	93	3,0	K
Helle Soße, *Knorr*	50	2,2	FK
Hendl, gegart	189	9,0	EF
Henri leicht, Weichkäsezubereitung, 32 % Fett i. Tr., *Savencia*	191	12,0	EF
Hering, Atlantik-	233	17,8	EF
Hering, Ostsee-	155	9,2	EF
Hering in Gelee, *Nadler*	106	7,0	EF
Heringsbecher, *Homann*	244	20,8	F
Heringsfilet mit Dill + Gurke, *Nadler*	324	30,0	F
Heringsfilet in Tomatensoße u. Kräutern, *Nadler*	133	6,0	EF
Heringsröllchen, gegrillt, *Nadler*	174	11,1	EF
Heringssalat, Roter, *Weight Watchers*	166	10,7	EF
Heringssalat mit roter Bete, *Nadler*	331	22,0	F
Herzmuschelfleisch	77	1,0	E
Hickorynuss	692	72,0	FV
Himbeere	33	0,3	BV
Himbeer-Erdbeer-Sorbet, am Stiel, *Eismann*, 1 Port.	81	0	K
Himbeergeist, 40 %, 2 cl	50	0	
Himbeergelee, 1 TL	24	+	K
Himbeerkonfitüre, 1 TL	25	+	K
Himbeersirup, 1 EL	53	0	K
Himbeerwasser, 0,2 l Wasser mit 2 EL Sirup	106	0	K
Hirsch	112	3,3	E
Hirschbraten Gutsherrenart, TK, *Eismann*, 1 Port. (250 g)	197	7,0	EF
Hirse	350	3,9	K
Hirseflocken	354	4,0	K
Hirsesuppe, zubereitet, Bio, *Cenovis*	24	0,3	K
Hit, Doppelkeks, *Bahlsen*, 2 St.	142	7,0	FK
H-Milch, 0,1 % Fett	35	0,1	E
H-Milch, 1,5 % Fett	47	1,5	
H-Milch, 3,5 % Fett	64	3,5	F
Hobbits, kernig, *Brandt*	471	20,0	FK
Hobbits, Schoko, *Brandt*	512	26,0	FK
Hobelkäse, 50 % Fett i. Tr., 30 g	140	11,4	EF
Hoch-Genuss, Weichkäse, *Champignon*, i.D.	392	38,0	F
Hochzeitssuppe, *Sonnen Bassermann*	38	1,4	FK
Hochzeitssuppe, Lübecker, *Erasco*, 1 Port. (260 ml)	107	6,0	FK
Hohes C Naturelle, Apfel-Kirsche, *Eckes-Granini*	25	‹0,5	K
Hohes C Naturelle, Apfel-Zitrone, *Eckes-Granini*	22	‹0,5	K
Hohes C Orangensaft, *Eckes-Granini*	43	‹0,5	KV

H

Lebensmittel (verzehrbarer Anteil)	Kilo-kalorien kcal	Fett g	Nährwert
Hohes C Orangensaft mit Fruchtfleisch, *Eckes-Granini*	43	<0,5	K
Hohes C PLUS Zink, Mehrfruchtsaft, *Eckes-Granini*	45	<0,5	K
Holler, schwarz	54	1,7	BV
Holunder pur, Muttersaft, *Voelkel*	38	0	K
Holunderbeeren, schwarz	54	1,7	BV
Holunderbeerensaft, 0,2 l	76	0,8	V
Holunder-Nektar, *Rabenhorst*	59	<0,5	K
Holzfällertopf, *Buss*	80	3,8	EF
Honey Flakes, Bio, *Eden*	377	0,8	K
Honey Loops, *Kellogg's*, 1 Port. (30 g + 125 ml fettarme Milch)	170	4,3	K
Honey Pops, *Kellogg's*, 1 Port. (30 g + 125 ml fettarme Milch)	174	2,2	K
Honig, 1 EL	82	0	K
Honig, 1 TL	41	0	K
Honig Poppies Amaranth, Bio, *Allos*	417	8,2	BK
Honig Poppies Hirse, Bio, *Allos*	415	5,7	K
Honigmelone	54	0,1	MV
Honigwaffeln, Bio, *Alnatura*	472	18,0	FK
Hörnchen	351	10,4	FK
Hot Dog Truemans, *Meica*, 1 St.	97	7,5	F
Hubba Bubba, Fancy Fruit, *Wrigley*, 1 St.	19	0	K
Huhn, Brat-	166	9,6	EF
Huhn, Leber	131	4,7	EF
Huhn, Magen	111	4,2	EF
Huhn, s.a. Hähnchen			
Huhn, Suppen-	257	20,3	EF
Huhn süß-sauer, *Du darfst*, 1 Port. (375 g)	368	3,0	K
Hühnerfett	900	100	F
Hühnerfrikassee, Menüschale, *Erasco*, 1 Port. (480 g)	475	5,8	EK
Hühnerkraftbouillon, Instant, *Knorr*, 1/8 l	5	0,1	
Hühnerleber	131	4,7	EF
Hühner-Nudelsuppe, *Weight Watchers*, 1 Port. (400 ml)	112	2,0	EK
Hühner-Nudeltopf, *Erasco*, 1 Port.	204	9,6	FK
Hühner-Nudeltopf, *Maggi*, 1 Dose	340	22,0	FK
Hühner-Reistopf, *Buss*	48	0,6	EK
Hühner-Reistopf, *Erasco*, 1 Port.	216	8,4	FK
Hühnersuppe, klar, *Maggi*, 1/4 l	35	3,3	
Hühnersuppe mit Nudeln, *Knorr*, 1 Port.	75	0,5	K
Hühnersuppe Shanghai, *Buss*	47	1,6	K
Hülsenfrüchte, gekocht, i.D.	94	0,6	BE
Hülsenfrüchte, roh, i.D.	284	2,1	BE
Hummerfleisch	89	2,0	E
Hüttenkäse, Gervais, *Danone*	91	3,9	EF
Hüttenschmaus Käsespätzle, *Knorr*, 1 Port. (275 g)	300	7,7	FK

Lebensmittel (verzehrbarer Anteil)	Kilokalorien kcal	Fett g	Nährwert
Hüttenschmaus Schinken-Hörnli, *Knorr*, 1 Port. (270 g)	329	10,0	FK
I love Milka Haselnusscrème, *Milka*	550	33,0	FK
I love Milka Herzen, zartherb, *Milka*	550	36,0	FK
I love Milka Pralinés, Erdbeer, *Milka*	570	37,0	FK
India Chicken, TK, *Frosta*	109	3,1	EK
Indian	157	8,5	EF
Indian, s. a. Pute			
Ingwer, 10 g	5	0,1	MV
Ingwer + Zitrone, Bitterschokolade, *Zotter*, 1 Tafel (70 g)	348	23,1	FK
Ingwerstäbchen, kandiert, Bio, *Naturata*	335	0,1	K
Ingwerwürfel, Bio, *Alnatura*	339	<0,5	K
Innereien, s. einzelne Tierarten			
Innperle, 30 % Fett i. Tr., *Bauer*	260	16,0	EF
Integrale Eliche, *Buitoni*	350	2,4	BK
Integrale Spaghettini, *Buitoni*	350	2,4	BK
Italienische Gemüse-Pfanne, TK, *Iglo*	57	2,8	MV
Italienische Gemüsesuppe, *Weight Watchers*, 1 Port.	124	0,8	K
Jackfrucht	70	0,5	BM
Jacobsmuschelfleisch	76	0,9	E
Jagdwurst	218	16,8	EF
Jagdwurst, rheinische, *Rasting*	182	13,0	EF
Jägerschnitzel mit Champignon-Sahnesauce, *Weight Watchers*, 1 Port. (400 g)	296	4,4	EK
Jägersoße, Basis-Soßen, *Knorr*, 1 Port. (100 ml)	34	1,3	K
Jägersoße, Delikatess, *Maggi*, 1 Port. (100 ml)	40	1,5	FK
Jarlsberg, 45 % Fett i. Tr., *Tine*	349	26,9	EF
Jelly Beans, *Haribo*, i.D.	375	0,5	K
Jogger-Lakritz, *Katjes*	333	0,2	K
Joghurt, 3,5 % Fett, 150 g	96	5,3	EF
Joghurt, 3,5 % Fett, mit Frucht, 150 g	141	4,7	EF
Joghurt, 0,1 % Fett, *Weihenstephan*	53	0,1	K
Joghurt, Sahne-, mild, Balance, 1 Becher, i.D.	167	12,3	FK
Joghurt, fettarm, 1,5 % Fett, 150 g	71	2,3	E
Joghurt, fettarm, 1,5 % Fett, mit Frucht, 150 g	117	2,0	EK
Joghurt, Frucht-, 0,1 % Fett, *Optiwell*, 1 Becher, i.D.	56	0,1	K
Joghurt, Frucht-, Vollkorn, *Onken*, i.D.	105	2,8	K
Joghurt, Lupinen-, Lughurt, natur, *Made with Luve* (100 g)	101	6,0	FK
Joghurt, Magerstufe, 150 g	51	0,2	E
Joghurt, Magerstufe, mit Frucht, 150 g	114	0,2	E

Lebensmittel (verzehrbarer Anteil)	Kilokalorien kcal	Fett g	Nährwert
Joghurt, Müsli, *Bauer*, 1 Becher (250 g), i.D.	252	8,2	K
Joghurt, natur, 3,8 % Fett, *Landliebe*	80	3,8	EF
Joghurt, s. a. Produktnamen			
Joghurt, Sahne-, 10 % Fet. (150 g)	177	15,0	F
Joghurt, Sahne-, 10 % Fett, mit Frucht, 150 g	216	13,1	FK
Joghurt, stichfest, Mocca, *Zott*, 1 Becher	146	4,2	K
Joghurt, Stracciatella, *Bauer*, 1 Becher	280	10,3	FK
Joghurt, Vollkorn-, Frucht, *Onken*, i.D.	105	2,8	K
Joghurt auf Frucht, *Landliebe*, 1 Becher, i.D.	145	4,7	K
Joghurt mild, fettarm	47	1,5	E
Joghurt mit Buttermilch, *Müller*, i.D.	91	0,9	EK
Joghurt mit der Ecke, Knusper-, *Müller*, 1 Becher, i.D.	202	7,3	FK
Joghurt mit der Ecke, Müsli, *Müller*, 1 Becher, i.D.	161	7,7	K
Joghurt mit echter Vanille, *Landliebe*, 1 Becher	149	5,0	EK
Joghurtbutter, *Meggle*	594	65,0	F
Joghurt-Cashewkerne, mit weißer Schokolade, Bio, *GEPA*	565	38,6	FK
Joghurtdressing, *Weight Watchers*	76	5,0	FK
Joghurt-Drink, *Bauer*, i.D.	90	2,5	EK

Lebensmittel (verzehrbarer Anteil)	Kilokalorien kcal	Fett g	Nährwert
Joghurt-Drink, 0,1 % Fett, *Bauer*, i.D.	42	0,1	EK
Joghurt-Reiswaffel, Bio, *Alnatura*	510	26,0	FK
Joghurtschnitte, TK, *Natreen*, 1 St., i.D.	127	1,9	K
Joghurtschokolade, *Ritter Sport*	574	38,0	FK
Joghurt-Snack, 1 St.	115	3,9	FK
Jogolé Fruchtjoghurt, 0,1 % Fett, *Zott*, 1 Becher, i.D.	74	0,2	K
Johannisbeeren, rot	33	0,2	BV
Johannisbeeren, schwarz	39	0,2	BV
Johannisbeeren, weiß	30	+	BV
Johannisbeergelee, 1 TL	25	+	K
Johannisbeerkonfitüre, 1 TL	26	+	K
Johannisbeerlikör (Cassis), 2 cl	65	0	
Johannisbeernektar, rot, 0,2 l	122	+	KV
Johannisbeernektar, schwarz, 0,2 l	128	+	KV
Johannisbeersirup, schwarzer, trinkfertig, Verdünnung 1 : 5	53	0,1	K
Johannisbeersüßmost, 0,2 l	120	0	K
Johannisbeerwein, 0,25 l	177	0	
Kabeljau	76	0,6	E
Kaffee	0	0	
Kaffeelikör, 26,5 %, 2 cl	36	0	
Kaffeesahne, 10 % Fett, Bio, *Greenorganics*	120	10,0	F
Kaiserjagdwurst, Konserve	218	16,8	EF

Lebensmittel (verzehrbarer Anteil)	Kilokalorien kcal	Fett g	Nährwert
Kaiserschmarrn, FP, *Mondamin*, 1 Port. (175 g)	373	11,0	K
Kakaopulver, schwach entölt, dunkel, 1 EL	34	2,4	F
Kakaotrunk, Instant, mit Magermilch, 0,2 l	104	0,6	K
Kaki, mittelgroß, 1 St. (250 g)	175	0,8	KV
Kaktus, Eiscreme, *Schöller*, 1 St.	59	1,3	K
Kaktusfeige, 1 St. (100 g)	38	0,7	MV
Kalbfleisch, Bauch, Flanke	211	16,0	EF
Kalbfleisch, Brust	131	6,3	EF
Kalbfleisch, Bug, Schulter	94	1,0	E
Kalbfleisch, Filet	95	1,4	E
Kalbfleisch, Hals, Halsgrat	109	2,7	E
Kalbfleisch, Keule, Schlegel	97	1,6	E
Kalbsbratwurst, i.D.	266	25,0	F
Kalbshaxe	98	1,6	E
Kalbskäse	283	24,7	F
Kalbskotelett	112	3,1	E
Kalbsleber	130	4,1	E
Kalbsleberwurst	316	27,0	EF
Kalbslunge	90	2,2	E
Kalbsschnitzel	99	1,8	E
Kalbssteak	105	2,6	E
Kaltschale, Erdbeere, *Dr. Oetker*, 1 Port. (150 g)	100	0,1	K
Kamut, Bio, *Alnatura*	364	2,6	BK
Kandiszucker, 1 kl. Würfel (2 g)	8	0	K
Kandiszucker, 1 TL	24	0	K
Kaninchen	152	7,6	EF
Kapern, eingelegt, *Hengstenberg*	33	0,6	
Kapstachelbeere	53	0,7	MV
Karambole	31	0,3	V
Karamell Riesen, *Storck*, 1 St.	41	1,6	K
Karamellen, Milch-, 1 St.	20	0,3	K
Karfiol	22	0,3	MV
Karotte	25	0,2	MV
Karotte, Dose	31	0,4	B
Karotten, TK, Bio, *Frosta*	29	0,3	MV
Karottensaft, Rodelika, Bio, *Beutelsbacher*	41	0,1	K
Karottensalat, *Hengstenberg*	56	0,1	KV
Karottensalat, *Vitaquell*	209	17,0	FK
Karpfen	115	4,8	EF
Kartoffel	68	0,1	KV
Kartoffelbrei, s. a. Kartoffelpüree			
Kartoffelbrot, *Harry*	215	1,4	BK
Kartoffelchips	539	39,4	FK
Kartoffelchips, 50 g	270	19,7	FK
Kartoffelcremesuppe, *Erasco*, 1 Port. (195 ml)	181	12,0	FK
Kartoffel-Cremesuppe, *Weight Watchers*, 1 Port.	150	1,2	K
Kartoffeleintopf mit Würstchen, *Meica*	72	4,0	FK
Kartoffel-Gemüse-Suppe	60	2,0	BV
Kartoffelklöße, gekochte, FP, 1 St., i.D.	88	0,5	K

Lebensmittel (verzehrbarer Anteil)	Kilokalorien kcal	Fett g	Nährwert
Kartoffelkloßteig, fränkisch, halb und halb, FP, *Henglein*	103	0,1	K
Kartoffelkloßteig, rohe, FP, *Henglein*	103	0,1	K
Kartoffelknödel halb + halb i. Kochbeutel, FP, *Maggi*, 1 Port. (250 g)	229	1,4	K
Kartoffelknödel halb & halb, im Kochbeutel, *Pfanni*, 1 Port. (2 St.)	234	1,4	K
Kartoffelknödel mit rohen Kartoffeln, im Kochbeutel, *Pfanni*, 1 Port. (2 St.)	196	0,8	K
Kartoffel-Lauch-Suppe, Bio, *Alnatura*	327	3,6	K
Kartoffelmehl	336	0,1	K
Kartoffelpuffer, FP, *Eden*	81	0	K
Kartoffelpufferteig, FP, ohne Bratfett, *Pfanni*, 1 Port. (5 St.)	323	17,0	FK
Kartoffelpüree, Das Herzhafte, FP, *Pfanni*, 1 Port. (200 g)	145	3,2	K
Kartoffelpüree, Das Komplette, FP, *Pfanni*, 1 Port. (200 g)	114	2,0	K
Kartoffelpüree, Das Lockere, *Maggi*, 1 Port.	172	7,3	FK
Kartoffelpüree, Das Lockere, FP, *Pfanni*, 1 Port. (200 g)	122	2,4	K
Kartoffelpüree, Minuto, *Birkel*, 1 Port.	183	4,9	K
Kartoffelsalat, 250 g	210	6,0	FK
Kartoffelsalat mit Crème fraîche und Schnittlauch, *Weight Watchers*	119	5,0	FK
Kartoffelsalat mit Essig & Öl, *Nadler*	127	7,1	FK
Kartoffelsalat mit Gurke & Ei, *Nadler*	152	8,0	FK
Kartoffelsalat mit Gurke & Zwiebeln, *Homann*	167	10,8	FK
Kartoffelsalat mit Joghurt, *Nadler*	140	7,1	FK
Kartoffelsalat mit Sahne, Ei & Gurken, *gut & günstig*	142	7,7	FK
Kartoffelscheiben, TK, *Eismann*	125	3,5	K
Kartoffelschnaps, 40 %, 2 cl	44	0	
Kartoffel-Schupfnudeln, *Bürger*	181	1,4	K
Kartoffelstärkemehl	336	0,1	K
Kartoffelstärkemehl, 1 EL	50	0	K
Kartoffelstärkemehl, 1 TL	25	0	K
Kartoffel-Steinpilz-Suppe, *Lacroix*, 1 Port. (200 g)	114	5,6	FK
Kartoffelsuppe, mit Crème fraîche, *Knorr*, 1 Port. (250 g)	173	11,0	FK
Kaschunuss	571	42,2	FV
Käse, s. einzelne Sorten			
Käsefondue	253	19,7	EF
Käsegebäck, Gouda, Bio, *Alnatura*	535	33,0	FK
Käsekrainer, Puten-, *Höhenrainer*	211	15,0	EF
Käsekuchen, i.D.	279	11,0	FK
Käsekuchen, BM, *Dr. Oetker*, 1 St. (138 g)	408	21,0	FK
Käsekuchen, TK, *Eismann*, 1 St.	283	14,1	FK

Lebensmittel (verzehrbarer Anteil)	Kilokalorien kcal	Fett g	Nährwert
Käsekuchenhilfe, FP, *Dr. Oetker*, 1 St. Kuchen	313	11,0	FK
Käsekuchen-Snack, natur, *Exquisa*, 1 St.	211	8,4	FK
Käse-Kürbiskern-Knäcke, Bio, *Alnatura*	447	18,0	FK
Käse-Nudeltopf, Minuto, *Birkel*, 1 Port. (350 g)	278	6,2	K
Käsepastete mit Walnüssen, 50 % Fett i. Tr.	314	28,0	EF
Käse-Sahne-Torte, Himbeer-, TK, *Eismann*, 1 St.	330	12,1	FK
Käse-Sahne-Torte, TK, *Coppenrath & Wiese*, 1 St.	227	10,3	FK
Käsetoast mit Schinken und Ananas	257	14,8	FK
Kasseler	151	7,5	EF
Kasseler Schulterbraten, *Du darfst*, 1 Port.	268	8,0	EK
Kastanie, s. Esskastanie			
Katenrauchwurst	365	32,1	EF
Katenschinkenwürfel, *Abraham*	214	14,0	EF
Katfisch	80	1,9	E
Katfisch, geräuchert	124	3,6	E
Katzenpfötchen, *Katjes*	344	0,2	K
Kaugummi, 1 Streifen	8	0	K
Kaviar, deutsch, 30 g	35	2,0	EF
Kaviar, russisch, 30 g	73	4,7	EF
Kefe	59	0,2	EV
Kefir, 3,5 % Fett, 1 Becher	305	17,5	EF
Kefir, fettarm, *Müller*	46	1,5	E
Kefir, mit Sahne, 150 g	155	8,6	EF
Kefir, Vollmilch, 250 g	153	8,8	EF

Lebensmittel (verzehrbarer Anteil)	Kilokalorien kcal	Fett g	Nährwert
Kefir-Drink, *Milram*, i.D.	71	1,4	EK
Keimöl	900	100	F
Keimöl, 1 EL	90	10,0	F
Keimöl, 1 TL	45	5,0	F
Kerbel, 1 EL	2	+	MV
Kernfett	900	100	F
Kessel Chips, *funny-frisch*, 1 Port. (30 g), i.D.	151	8,4	FK
Ketakaviar, 30 g	42	2,1	E
Ketalachs	202	13,6	EF
Ketchup	104	0,3	K
Ketchup, 1 EL	21	0,1	K
Ketchup, s. a. einzelne Sorten			
Ketchup & Mayonnaise Rot-Weiß, *Thomy*	434	39,9	FK
Kichererbse, Dose, *Bonduelle*	120	2,2	BE
Kichererbsen, roh, 1 Port. (60 g)	184	3,5	BE
Kichererbsensprossen, frisch	144	0,7	MV
Kidneybohnen, Dose, *Bonduelle*	111	0,5	BE
Kieler Sprotten	217	15,8	EF
Kinder bueno, *Ferrero*, 1 St.	122	8,0	FK
Kinder Country, *Ferrero*, 1 St.	132	7,9	FK
Kinder Happy Hippo Cacao, *Ferrero*, 1 St.	123	8,0	FK
Kinder Maxi King, *Ferrero*, 1 St.	182	13,1	FK
Kinder Pingui Schoko, *Ferrero*, 1 St.	135	8,9	FK
Kinder Riegel, *Ferrero*, 1 St.	119	7,4	FK

Lebensmittel (verzehrbarer Anteil)	Kilokalorien kcal	Fett g	Nährwert
Kinder Schoko-Bons, *Ferrero*, 1 St.	33	2,1	FK
Kinder Schokolade, *Ferrero*, 1 St.	71	4,4	FK
Kinderketchup, Bio, *Zwergenwiese*	131	0,3	K
King Crab (TK/Dose)	94	2,0	E
King Prawns, TK, *Costa*	60	0,8	E
Kipfel, 1 St.	140	10,0	FK
Kipferl, *Bahlsen*	537	31,0	FK
Kir Royal	86	0	
Kiri mit Joghurt, *Bel*, 1 Port. (20 g)	51	4,6	EF
Kiri mit Gartenkräutern, *Bel*, 1 Port. (20 g)	65	6,2	EF
Kiri mit Sahne, *Bel*, 1 Port. (20 g)	62	5,9	EF
Kirschen, sauer	53	0,5	MV
Kirschen, sauer, Glas	88	0,3	K
Kirschen, süß	63	0,3	MV
Kirschen, süß, Glas	83	0,2	K
Kirschkonfitüre, 1 TL	25	+	K
Kirschli-Kuchen, BM, *Dr. Oetker*, 1 St.	290	15,0	FK
Kirschnektar	61	0,1	K
Kirschsaft, 0,2 l	82	0	KV
Kirschsirup, trinkfertig, Verdünnung 1 : 5	53	0,1	K
Kirschwasser, 40 %, 2 cl	48	0	
KitKat Chunky Classic, *Nestlé*, 1 Riegel (40 g)	211	11,4	FK
KitKat Classic, *Nestlé*, 1 Riegel	109	5,8	FK
KitKat Mini, *Nestlé*, 1 Riegel	87	4,7	FK
Kiwi	50	0,6	F
Kiwi, 1 St. (80 g)	40	0,5	V
Klaffmuschel	54	1,3	E

Lebensmittel (verzehrbarer Anteil)	Kilokalorien kcal	Fett g	Nährwert
Klare Brühe, zubereitet, Bio, *Cenovis*, 1/8 l	8,8	0,6	
Klarer Schnaps, 32 %, 2 cl	36	0	
Klarer Schnaps, 38 %, 2 cl	42	0	
Kleiebrot	207	7,5	B
Kleiner Augenblick, Erdbeer-Stracciatella, *Coppenrath & Wiese*, 1 Becher (90 g)	198	9,0	FK
Kleiner Augenblick, Himbeer-Mascarpone, *Coppenrath & Wiese*, 1 Becher (90 g)	193	8,3	FK
Kleingebäck	515	26,7	FK
Kletzenbrot	289	8,6	B
Klippfisch	185	0,7	E
Kluftsteak	222	14,1	EF
Knäckebröd, glutenfrei, *Schär*, 1 St.	44	0,6	EK
Knäckebrot, 1 Scheibe (10 g), i.D.	32	0,2	BK
Knäckebrot, Delikatess, Bio, *Alnatura*	335	1,8	K
Knäckebrot Fit&Vital Ballaststoffe, *Wasa*, 1 Scheibe	33	0,5	BK
Knacker, Kräuter-, Tofu-Grillwürstchen, *Taifun*, 1 St.	140	10,0	EF
Knacki Original, *Herta*, 1 St.	104	9,7	F
Knackwurst, i.D.	300	28,0	F
Knoblauch, 1 Zehe	7	0	MV
Knoblauchbutter, *Meggle*	578	62,0	F
Knoblauchsauce, *Kühne*	382	35,0	F

Lebensmittel (verzehrbarer Anteil)	Kilokalorien kcal	Fett g	Nährwert
Knödel, halb & halb, im Kochbeutel, *Maggi*, 1 Port. (250 g)	229	2,1	K
Knödel, rohe, im Kochbeutel, *Pfanni*, 1 Port. (2 St., 200 g)	234	1,4	K
Knödel, Semmel-, selbstgemacht, 1 St.	139	6,5	FK
Knödel Der Klassiker, Semmel-, im Kochbeutel, *Pfanni*, 1 Port. (2 St., 200 g)	268	7,0	FK
Knödelbrot	274	1,3	K
Knödelteig, halb und halb, FP, *Pfanni*, 1 Port. (2 St., 180 g)	234	1,4	K
Knöpfle, FP, *Henglein*	164	3,1	K
Knoppers, *Storck*, 1 St.	138	8,3	FK
Knusperbrot, glutenfrei, vegan, *Schär*	365	1,8	K
Knusperbrot Leicht & Cross, Gold-Weizen, *Griesson*, 1 St.	29	0,3	K
Knusperbrot Leicht & Cross, Roggen, *Griesson*, 1 St.	30	0,3	BK
Knuspermüsli Klassik, *Kölln*	442	15,0	FK
Knuspermüsli Schoko Feinherb, 30 % weniger Fett, *Kölln*	409	10,0	K
Knuspermüsli Schoko-Karamell, *Kölln*	449	16,0	FK
Knuspermüsli Schoko-Krokant, *Kölln*	448	16,5	FK
Knuspermüsli Vitalis, Knusper plus Nussmischung, *Dr. Oetker*, 1 Port. (40 g + 60 ml fettarme Milch)	225	10,0	FK
Knuspermüsli Vitalis weniger süß, Schoko, *Dr. Oetker*, 1 Port. (40 g + 60 ml fettarme Milch)	203	6,9	FK
Knusperriegel Sesam u. Honig, *Knusperone*, 1 St. (25 g)	139	9,5	FK
Knusperschinken, *Zimbo*	129	5,0	EF
Knuspersnack, Vollmilch, glutenfrei, *Schneekoppe*	491	25,0	FK
Kochkäse, 40 % Fett i. Tr.	187	13,9	EF
Kochkäse, Magerstufe, 10 % Fett i. Tr.	100	3,0	E
Kochschinken, 20 g	25	0,7	E
Kochschinken, geräuchert, *Rügenwalder Mühle*	107	2,6	E
Kochschokolade	496	26,0	FK
Kohl (Wirsing)	25	0,4	BV
Köhler (Seelachs)	81	0,9	E
Kohlrabi	23	0,1	MV
Kohlrabi, Rahm-, TK, *Iglo*	46	2,1	FM
Kohlrouladen, Menüschale, *Erasco*, 1 Port. (480 g)	370	13,0	EF
Kohlrouladen, TK, *Eismann*, 1 Port. (200 g)	243	16,8	EF
Kohlrübe	29	0,2	MV
Kohlsprossen	36	0,3	BV
Kokoschips, Bio, *Naturata*	653	62,0	F
Kokosfett	900	100	F
Kokosfett, 1 EL	90	10,0	F
Kokosmakronen, BM, i. D.	450	27,3	FK
Kokosmilch, Bio, *Alnatura*	220	22,2	F

Lebensmittel (verzehrbarer Anteil)	Kilokalorien kcal	Fett g	Nährwert
Kokosnuss	363	36,5	F
Kokosraspel	606	62,0	BF
Kokossauce, Bio, thailändisch, *Naturata*	101	4,8	K
Kokos-Zwieback, *Brandt*, 1 St.	84	2,7	K
Kokos-Zwieback, *Brandt*	465	15,0	K
Kokos-Zwieback Minis, *Brandt*, 1 St.	37	1,3	K
Kölschbier, 0,2 l	84	0	K
Kommissbrot, 1 Scheibe (40 g)	84	0,3	B
Kompott, *Landliebe*, i. D.	76	0,1	KV
Kondensmagermilch, gezuckert	269	0,2	K
Kondensmagermilch, ungezuckert	83	0,2	E
Kondensmilch, 4 % Fett	128	4,1	
Kondensmilch, 4 % Fett, 1 TL (5 g)	6	0,2	
Kondensmilch, 7,5 % Fett	133	7,6	F
Kondensmilch, 7,5 % Fett, 1 TL	7	0,4	F
Kondensmilch, gezuckert, 8 % Fett	320	8,8	K
Kondensmilch, gezuckert, 8 % Fett, 1 TL	16	0,4	K
Kondensmilch, 10 % Fett	177	10,1	F
Kondensmilch, 10 % Fett, 1 Tassenpkg.	14	0,8	F
Kondensmilch, 10 % Fett, 1 TL	8,9	0,5	F
Konfitüre, Light, *Zentis*, i. D.	114	0,2	K
Konfitüre Extra, *Landliebe*, i. D.	229	0,2	K
Konfitüre, *Natreen*, i. D.	128	0,2	K
Konfitüre Extra, *Schwartau*, i. D.	227	0,2	K
Königsberger Klopse, Menüschale, *Erasco*, 1 Port. (480 g)	446	18,0	EF
Königsberger Klopse, Menüschale, *Sonnen Bassermann*, 1 Port. (480 g)	590	23,0	FK
Königsberger Klopse, TK, *Eismann*, 1 Port. (250 g)	314	22,5	FK
Königsgemüse, Rahm-, TK, *Iglo*	56	2,4	BF
Kopfsalat	11	0,2	V
Korinthen	259	0,6	BK
Korkzieher, Hartweizennudeln, *3 Glocken*	352	1,5	EK
Korn, 32 %, 2 cl	36	0	
Korneck, *Kamps*, 1 St.	334	13,0	BK
Kornfranck Gold, koffeinfreier Landkaffee, *Tartex*	340	0,2	K
Körniger Frischkäse	81	2,9	EF
Krabben, ausgelöst	87	1,4	E
Krabbensalat mit Cocktailcreme, *Nadler*	313	28,0	EF
Krabbensalat mit Knoblauch-Dill-Creme, *Nadler*	349	34,0	F
Kräcker	450	14,0	K
Kräcker klassik, glutenfrei, *3 Pauly*	477	21,0	FK
Kraftklotz, Vollkornbrot, *Lieken Urkorn*, 1 Scheibe	111	0,7	BK
Krakauer, i.D.	299	26,5	EF
Krapfen, 1 St. (ca. 65 g)	206	7,7	FK

Lebensmittel (verzehrbarer Anteil)	Kilokalorien kcal	Fett g	Nährwert
Kraut, Rot-	22	0,2	BV
Kräuter, 1 EL	2	+	MV
Kräuterbutter original, *Meggle*	578	62,0	F
Kräuteressig, *Hengstenberg*	17	0	
Kräuter-Frischkäse Balance, 15 % Fett, *Bresso*	183	15,0	E
Kräuter-Frischkäse Der Sahnige, *Exquisa*	244	23,0	F
Kräuter-Frischkäse, Traditionelle, 70 % Fett i. Tr., *Bresso*	351	35,0	EF
Kräuter-Käse-Sauce, *Knorr*	85	5,0	FK
Kräuterlikör, 2 cl, i.D.	50	0	
Kräuterlinge, *Knorr*, i.D.	213	7,0	K
Kräuterquark, original, Gervais, *Hochland*	115	7,3	EF
Kräuterquark, pikant, Gervais, *Hochland*	117	7,5	EF
Kräutertee	0	0	
Krautsalat, m. Paprika, *Nadler*	95	4,0	FK
Krautschupfnudeln, *Bürger*, 1 Pkg. (400 g)	336	6,0	K
Krebs, Fluss-, ausgelöst	65	0,5	E
Krebsfleisch, Dose	87	1,7	E
Kren	63	0,3	BV
Kren, gerieben, 1 TL	6	+	V
Kreppel, 1 St. (ca. 65 g)	206	7,7	FK
Kresse	33	0,7	MV
Kresse, 1 Kästchen (25 g)	8,3	0,2	MV
Krimsekt, halbtrocken	83	0	
Krimsekt, süß	95	0	
Krokant, i.D.	451	12,3	K
Kroketten, TK, *McCain*	181	7,0	FK
Krustenbraten, *Zimbo*	152	8,0	EF
Kuchenglasur, dunkel, *Dr. Oetker*	604	43,0	FK
Kukuruz	86	1,2	
Kulturheidelbeeren	37	0,6	BM
Kümmelkäse, *Milram*	317	24,0	EF
Kümmellikör, 2 cl	50	0	
Kümmelschnaps, 32 %, 2 cl	40	0	
Kümmelstange	465	23,9	FK
Kumquat	64	0,3	MV
Kumquat, 1 St. (10 g)	6	0	MV
Kumquat, eingelegt	94	0,3	K
Kürbis	25	0,1	MV
Kürbis, eingelegt, *Kühne*	85	0,1	K
Kürbiskernbrot, Bio, *Alnatura*	211	4,1	BK
Kürbiskernbrötchen, *Kamps*, 1 St.	296	11,1	FK
Kürbiskerne	565	45,5	MF
Kürbiskerne, 20 g	113	9,1	MF
Kürbiskernöl, Bio, *Vitaquell*	900	100	FV
Kürbiskernöl, Bio, *Vitaquell*, 1 EL	90	10,0	FV
Kürbissuppe m. Kokos, frisch, Bio, *Küchenbrüder* (100 ml)	39	1,6	K
Kutteln, Kalbs-	134	8,3	EF
Kuvertüre, Vollmilch, *Dr. Oetker*	560	35,0	FK
Kuvertüre, Weiß, *Dr. Oetker*	582	38,0	FK
Kuvertüre, Zartbitter, *Dr. Oetker*	559	36,0	FK
La Vache qui rit, Mini Cubes natur, *Bel*	244	19,5	EF
La Vache qui rit, Original, *Bel*	239	18,5	EF

Lebensmittel (verzehrbarer Anteil)	Kilokalorien kcal	Fett g	Nährwert
Labskaus, Hanseaten-, *Buss*	98	5,5	FK
Lachs, geräuchert	289	19,4	EF
Lachs (Salm)	202	13,6	EF
Lachs in Blätterteig, TK, *Eismann*, 1 Port.	386	21,0	FK
Lachs in Öl	271	22,8	EF
Lachsersatz (Seelachs) in Öl	150	8,0	EF
Lachsschinken, Puten-, *Höhenrainer*	100	1,0	E
Lachs-Stäbchen, TK, *Iglo*, 1 St.	40	1,8	EK
LactoZero Quark-Joghurt-Creme, Frucht, *Ehrmann*, i.D.	121	5,3	FK
LactoZero Quark-Joghurt-Creme, Stracciatella, *Ehrmann*	136	6,6	FK
Lagerbier, hell, 0,3 l	111	0	
Lakritz-Schnecken, *Haribo*	317	0,7	K
Lakritz-Stangen, *Haribo*	317	0,7	K
Laktosefreie Vollmilchschokolade, *Leysieffer*	592	40,6	FK
Laktosefreier Butterkeks mit Schokolade, *MinusL*	541	30,1	FK
Lammfilet	112	3,4	E
Lammfleisch, Brust	381	37,0	F
Lammfleisch, Keule, Schlegel	234	18,0	EF
Lammfleisch, Lende	194	13,2	EF
Lammkotelett	348	32,0	EF
Lammleber	133	4,0	E
Lammniere	96	3,0	E
Lammschnitzel	131	6,1	EF
Lammzunge	194	14,8	EF

Lebensmittel (verzehrbarer Anteil)	Kilokalorien kcal	Fett g	Nährwert
Landbrot, glutenfrei, *Schär*, 1 Scheibe	110	1,5	BK
Landbrot, Mehrkorn, glutenfrei, *Schär*, 1 Scheibe	135	2,7	BK
Landjäger, 30 g	141	12,8	F
Landleberwurst, *Du darfst*	255	21,0	F
Landleberwurst, Puten-, grob, *Höhenrainer*	257	22,0	F
Landmilch, 1,5 % Fett, *Landliebe*	46	1,5	EK
Landmilch, mind. 3,8 % Fett, *Landliebe*	65	3,8	FK
Landschinken, mild, luftgetrocknet, *Ammerländer Schinkendiele*	229	14,0	EF
Langostinos	84	1,1	E
Languste	84	1,1	E
Lasagne Bolognese, *Weight Watchers*, 1 Port.	256	4,2	EK
Lasagne Bolognese, TK, Bio, *NaturalCool*	119	3,5	EK
Lassi Ananas-Kokos, Bio, *Alnatura*, 1 Becher (230 ml)	242	9,7	K
Lassi Himbeere, Bio, *Alnatura*, 1 Becher (230 ml)	214	6,9	K
Lassi Mango, Bio, *Alnatura*, 1 Becher (230 ml)	221	7,1	K
Lätta Original, Halbfettmargarine, 37 % Fett	338	37,0	F
Lätta Extra fit, 28 % Fett	265	28,0	F
Lauch	25	0,3	V

Lebensmittel (verzehrbarer Anteil)	Kilokalorien kcal	Fett g	Nährwert
Lauchcremesuppe (mit Knuspercroûtons), *Knorr*, 1 Port. (150 ml)	74	3,3	FK
Laugenbrezel, 1 St. (50 g)	113	0,9	K
Laugenbrötchen, *Kamps*, 1 St.	242	3,4	K
Laugenbrötchen, zum Selberbacken, *Ditsch*, 1 St.	193	2,5	K
Le Kir, 0,2 l	136	0	
Leberkäse, i.D.	297	27,5	EF
Leberkäse, Thüringer, *Zimbo*, 1 Scheibe	48	4,0	EF
Leberknödel, 2 St.	163	8,2	FK
Leberknödelsuppe, *Erasco*, 1 Port.	119	7,5	FK
Leberpastet. (30 g)	94	8,6	F
Leberpresssack, 30 g	105	9,8	F
Leberspätzle	195	6,0	E
Leberwurst, Geflügel-	275	23,0	EF
Leberwurst, grob, 30 g	98	8,8	F
Leberwurst, Kalbs-, 30 g	103	9,6	F
Leberwurst, mager, i.D.	257	21,0	EF
Leberwurst, Guts-, Pommersche, fein, *Rügenwalder Mühle*	335	31,0	F
Leberwurst, Guts-, Pommersche, grob, *Rügenwalder Mühle*	239	19,0	EF
Leberwurst, Pfälzer, *Du darfst*	258	21,0	EF
Leberwurst, Schnittlauch-, *Du darfst*	262	21,0	EF
Lebkuchen, i.D.	402	12,9	K
Lebkuchen-Konfekt, Dresdner, *Dr. Quendt*, 1 St.	62	2,0	FK

Lebensmittel (verzehrbarer Anteil)	Kilokalorien kcal	Fett g	Nährwert
Leckermäulchen Milchquark Klassik, Erdbeere, *Frischli*, 1 Becher (150 g)	183	6,0	EF
Leckermäulchen Milchquark Mini, Erdbeer, *Frischli*, 1 Becher (50 g)	61	2,0	EF
Leerdammer, Caractère, *Bel*	377	30,5	EF
Leerdammer, Léger, *Bel*	277	17,0	EF
Leerdammer, Original, *Bel*	356	27,5	EF
Leibniz Zoo	445	12,0	K
Leichtbier, 0,5 l, i.D.	135	0	
Leichter Genuss, Vla® Vanille, 1 Becher (200 g)	136	1,8	K
Leinöl, *Schneekoppe*	828	92,0	FV
Leinöl, kaltgepresst, *Vitaquell*	900	100	FV
Leinöl, kaltgepresst, *Vitaquell*, 1 EL	90	10,0	FV
Leinsamen, geschrotet, *Schneekoppe*	518	42,0	BF
Leinsamen, ungeschält, 1 EL	59	4,6	BF
Leinsamen Plus, *Schneekoppe*	466	29,0	FK
Leinsamenbrot	226	2,2	B
Leinsamenbrot, 1 Scheibe (40 g)	90	0,9	B
Leinsamenschrot, 5 g	24	1,5	BF
Leinsamenschrot, 10 g	47	3,0	BF
Leinsamenschrot, 15 g	71	4,6	BF
Leinsamenschrot, 20 g	94	6,2	BF
Leipziger Allerlei, *Bonduelle*	53	0,5	KV
Lengfisch	82	0,2	E

Lebensmittel (verzehrbarer Anteil)	Kilokalorien kcal	Fett g	Nährwert
Likör, 2 cl, i.D.	57	*	
Limabohnen, roh	275	1,4	BE
Limburger Käse, 40 % Fett i. Tr., *St. Mang*	265	19,0	EF
Limburger Käse, 9 % Fett absolut, *St. Mang*	187	9,0	EF
Limette, 1 St. (60 g)	23	1,4	V
Limettensaft, 1 EL	10	0,3	V
Limettensaft, 1 TL	5	0,1	V
Limonade, 0,33 l, i.D.	162	+	K
Limonade, Orange, 30 % Saftgehalt, kalorienarm, 0,33 l, i.D.	40	+	K
Limonade, Orange, 8 % Saftgehalt, kalorienarm, 0,33 l, i.D.	30	+	K
Limone, 1 St. (60 g)	23	1,4	V
Linde's Kornkaffee, *Nestlé*, 1 Tasse	14	<0,5	
Linée, Litschi-Limette, *Gerolsteiner*	17	0	K
Linée, Mango-Grapefruit, *Gerolsteiner*	18	0	K
Linguine in Champignon-Sahnesauce, *Weight Watchers*, 1 Port. (400 g)	328	8,0	K
Linsen, *Bonduelle*	91	0,5	BK
Linseneintopf, *Meica*	99	5,0	EF
Linseneintopf, *Weight Watchers*, 1 Port. (400 g)	288	5,2	BE
Linseneintopf, vegan, *Sonnen Bassermann*	70	0,9	BE
Linseneintopf, Westfälischer, *Erasco*, 1 Port. (400 g)	229	1,9	BK
Linsentopf mit Speck, *Knorr*, 1 Port. (300 ml)	230	3,0	BE

Lebensmittel (verzehrbarer Anteil)	Kilokalorien kcal	Fett g	Nährwert
Linsen-Eintopf mit Würstchen, *Sonnen Bassermann*	93	3,6	EF
Lion, *Nestlé*, 1 Riegel	145	6,6	FK
Lion Peanut, *Nestlé*, 1 Riegel	155	8,0	FK
Litchi (Lychee)	75	0,3	MV
Litchi (Lychee), 1 St. (30 g)	23	0,1	MV
Löffelbiskuit, 1 St.	30	0,3	K
Loganbeere	64	+	BV
Longane (Drachenauge)	70	0,8	V
Loquat	44	0,2	V
Loquat, 1 St. (25 g)	11	0,1	V
Löskaffee	1	+	
Lotte (Seeteufel)	66	0,7	E
Löwenzahnblätter	27	0,6	BV
Luncheon Meat	294	25,4	F
Lyoner, i.D.	308	29,2	EF
M&M's Choco, *Mars*	489	20,7	FK
M&M's Crispy, *Mars*	494	23,0	FK
M&M's Peanut, *Mars*	512	25,4	FK
Maaslander, 50 % Fett i. Tr.	355	29,6	EF
Macadamiacreme Selection, Bio, *Alnatura*	676	58,0	F
Macadamianuss	703	73,0	FV
Macadamianussöl, kaltgepresst, Bio, *Vitaquell*	900	100	F
Macao Mandel, *Mövenpick*, 1 St.	277	17,8	FK
Macao Vanilla, *Mövenpick*, 1 St.	254	16,5	FK
Maccheroni, *Buitoni*	356	1,9	K
Madeira, 5 cl	84	0	
Madeleine	413	20,4	FK
Magenbitter, 2 cl	50	0	

Lebensmittel (verzehrbarer Anteil)	Kilokalorien kcal	Fett g	Nährwert
Magermilch, 0,25 l	88	0,3	E
Magermilchjoghurt, 0,1 % Fet. (150 g)	51	0,2	E
Magermilchjoghurt mit Früchten, 0,3 % Fet. (150 g)	114	0,2	EK
Magerquark	72	0,3	E
Maggi-Würze, 1 TL	4	0	
Magic Asia Gebratene Nudeln, *Maggi*, 1 Port. (133 g)	266	6,5	K
Magic Asia Gebratene Nudeln India, *Maggi*, 1 Port. (142 g)	277	8,1	FK
Magic Asia Gebratene Nudeln, Teriyaki, *Maggi*, 1 Port. (168 g)	277	6,5	EK
Magnum Intense Dark, *Langnese*, 1 St.	244	11,0	FK
Magnum Mandel, *Langnese*, 1 St.	285	18,0	FK
Magnum White Chocolate Strawberry, *Langnese*, 1 St.	256	14,0	FK
Magnum Yoghurt & Raspberry, *Langnese*, 1 St.	250	15,0	FK
Mainzer Handkäse	126	0,7	E
Mais, ganzes Korn	323	3,8	BK
Maischips Natur, Bio, *Alnatura*	480	21,5	FK
Maisgrieß	339	1,1	K
Maiskeimöl, Bio, *Vitaquell*	900	100	FV
Maiskeimöl, Bio, *Vitaquell*, 1 EL	90	10,0	FV
Maiskölbchen, *Kühne*	36	0,3	K
Maismehl	323	2,8	BK
Maisstärke	346	0,1	K
Maisstärke, 1 EL	52	+	K
Maisstärke, 1 TL	26	+	K
Maiswaffeln, natur, Bio, *Alnatura*	388	0,9	K
Maizena	355	<0,5	K
Maizena, 1 EL	53	+	K
Maizena, 1 TL	27	+	K
Makkaroni, gekocht, (= 30 g roh)	106	0,8	K
Makkaroni, roh, (= 350 g gekocht)	354	2,8	K
Makrele	182	11,9	EF
Makrele, geräuchert	222	15,5	EF
Malaga, 5 cl	80	0	
Maltesers, *Mars*	505	24,7	FK
Malzbier, 0,33 l	158	0	K
Malzkaffee, 1 Tasse	7	0	
Mamba, *Storck*, 1 St., i.D.	17	0,2	K
Mandarine	46	0,3	V
Mandarine, 1 St. (40 g)	18	0,1	V
Mandarinensaft, 0,2 l	92	0,6	KV
Mandarin-Orangen, *Natreen*	34	0,2	K
Mandarin-Orangen, Libbys Obstkonserven, *Nestlé*	47	0	K
Mandel	583	54,1	FV
Mandeldrink, ungesüßt, Bio, *Provamel*	29	2,5	K
Mandelhörnchen, glutenfrei, *Schär*, 1 St.	373	22,5	FK
Mandelmakrone	376	24,0	FK
Mandelmakrone, 1 St.	38	2,4	FK
Mandelmus, 20 g	133	11,8	FV
Mandel Clusters, *Nestlé*, 1 Port. (30 g + 125 ml fettarme Milch)	177	4,1	K

Lebensmittel (verzehrbarer Anteil)	Kilokalorien kcal	Fett g	Nährwert
Mandelöl, kaltgepresst, Bio, *Vitaquell*	900	100	FV
Mandelschnitte, Bio, *Alnatura*, 1 Riegel	340	17,3	FK
Mandelsplitter, 1 TL	58	5,4	FV
Mango	57	0,5	V
Mango, 1 St. (250 g)	143	1,3	V
Mango, Dose	82	0,2	K
Mango, getr., Bio, *Alnatura*	316	1,1	K
Mango-Chutney, Bio, *Naturata*	173	0,3	K
Mangold	14	0,3	BV
Mangosaft, *Pago*	56	‹0,5	KV
Manhattan, 6 cl	145	0	
Maoam Crazy Roxx, *Haribo*	386	4,9	K
Maoam Kracher, *Haribo*	408	5,1	K
Maoam Würfel, *Haribo*	394	6,4	K
Maple Syrup, 1 EL	40	0	K
Margarine	722	80,0	F
Margarine, 1 EL	72	8,0	F
Margarine, 1 TL	36	4,0	F
Margarine, halbfett	368	40,0	F
Margarine, halbfett, 1 TL	18	2,0	F
Marille	43	0,1	MV
Marille, 1 St. (50 g)	22	0,1	MV
Marille, Dose	71	0,1	K
Marille, gespritzt, *Pago*	29	‹0,5	KV
Marille, getr.	240	0,5	BK
Marille, getr., 25 g	60	0,1	BK
Marillenkonfitüre, 1 TL	25	+	K
Marillensaft, *Pago*	61	‹0,5	KV
Marillenschnaps, 2 cl	65	*	
Markklößchensuppe, *Erasco*, 1 Port. (260 ml)	135	8,6	FK
Markklößchentopf, *Erasco*, 1 Port. (400 g)	164	6,0	FK
Marmelade, 1 TL, i.D.	27	+	K
Marmor-Kekse Dinkel, Bio, *Sommer*	440	18,0	FK
Marmorkuchen, BM, *Dr. Oetker*, 1 St.	189	9,8	FK
Marmorkuchen, glutenfrei, FP, *Schär*, 1 Scheibe (31 g)	433	23,0	FK
Marmorwolke, BM, *Dr. Oetker*, 1 St. (63 g)	215	7,7	FK
Marone	196	1,9	BK
Marone, 8 St. (45 g)	88	0,9	BK
Mars, 1 St. (51 g)	229	8,5	FK
Mars Eisriegel, 1 St. (51 g)	272	14,8	FK
Mars Miniatures, 1 St. (18 g)	80	2,8	FK
Marsala, 5 cl	56	0	
Marshmallows	333	0	K
Martini-Cocktail, 6 cl	150	0	
Märzenbier, 0,5 l	225	0	
Marzipan	493	25,0	FK
Marzipankartoffel, 1 St. (5 g)	21	0,8	FK
Marzipan-Rohmasse, *Zentis*	459	28,0	FK
Mascarpone, *Galbani*	403	41,0	F
Mascarpone, 70 % Fett i. Tr.	460	47,5	F
Matjesfilet, 1 St. (80 g)	210	17,8	EF
Maulbeeren	38	0	V
Maultaschen, Unsere Besten, *Bürger*, 1 Pkg. (300 g)	549	21,3	K
Maultaschen, Spinat-Lauch, frisch, *Pural*, 1 Pkg. (350 g)	662	15,1	EK

Lebensmittel (verzehrbarer Anteil)	Kilokalorien kcal	Fett g	Nährwert
Maultaschen, vegan, *Bürger*, 1 Pkg. (300 g)	516	6,3	K
Maultaschen mit Frischkäse, *Bürger*, 1 Pkg. (300 g)	561	12,0	FK
Mayonnaise, 50 % Fett	490	52,0	F
Mayonnaise, 50 % Fett, 1 EL	49	5,2	F
Mayonnaise, 80 % Fett	760	80,0	F
Mayonnaise, 80 % Fett, 1 EL	76	8,0	F
Mayonnaise, Delikatess-, *Thomy*, 1 EL (15 ml)	106	11,6	F
Meeräsche, 1 St. (150 g)	191	10,2	EF
Meerrettich	63	0,3	BV
Meerrettich, *Hengstenberg*	159	9,8	FK
Meerrettich, gerieben, 1 TL	6	+	V
Meerrettich, tafelfertig, Bio, *Byodo*	135	8,4	FK
Meerrettich, Tube, *Thomy*	264	21,3	F
Meerrettich Mousse, Bio, *Vitam*	245	19,5	FK
Meerrettichsahne, 1 EL	29	2,6	F
Meersalz, *Alnatura*	0	0	M
Mehl, Type 405	335	1,0	K
Mehl, Type 405, 1 EL	34	0,1	K
Mehl, Type 405, 1 TL	17	0,05	K
Mehlschwitze, dunkel, *Mondamin*, 2 EL (25 g)	144	10,0	FK
Mehlschwitze, hell, *Mondamin*, 2 EL (25 g)	146	10,0	FK
Mehrkornbrot, *Lieken Urkorn*, 1 Scheibe	139	2,8	BK
Mehrkornbrötchen, *Kamps*, 1 St	226	4,0	BK
Mehrkornbrötchen Unsere Goldstücke, TK, *Coppenrath & Wiese*, 1 St.	137	2,3	BK
Merci, Große Vielfalt, *Storck*, 1 St., i.D.	70	4,5	FK
Merci Petits, Chocolate Collection, *Storck*, 1 St., i.D.	34	2,3	FK
Messino, Edelherb, *Bahlsen*	407	15,0	FK
Messino, Vollmilch, *Bahlsen*	410	14,0	FK
Mett	243	19,0	F
Mettwurst, i.D.	292	24,0	F
Mettwurst, Braunschweiger, i.D.	390	37,2	F
Mexikanischer Bohnentopf, *Sonnen Bassermann*	82	1,9	BE
Mezzo Mix Original, *Coca-Cola*, 0,25 l	108	0	K
Mezzo-Mix Zero, *Coca-Cola*, 0,25 l	3	0	
Miesmuschel	69	2,0	E
Mikado, Milchschokolade/Zartbitter, *Mondelez*, 1 St.	11	0,4	FK
Milch, 3,5 % Fett, 0,2 l	128	7,0	EF
Milch, fettarm, 1,5 % Fett, 0,2 l	94	3,0	E
Milchalternative Hafergetränk + Ca, Bio, *Oatly*	50	1,5	K
Milchalternative Mandelgetränk, ungesüßt, Bio, *Provamel*	29	2,5	

Lebensmittel (verzehrbarer Anteil)	Kilo-kalorien kcal	Fett g	Nährwert
Milchalternative Reisgetränk natural, Bio, *Natumi*	50	1,1	K
Milchkakao, 0,25 l	208	8,5	K
Milchnudeln Vanillegeschmack, *Dr. Oetker*, 1 Port. (308 g)	336	4,6	K
Milchpudding Schokolade & Vanillesoße, Puddis, *Campina*, 1 Becher	148	3,9	K
Milchpudding Vanille & Schokosoße, Puddis, *Campina*, 1 Becher	123	2,5	K
Milchpulver, mager	345	1,0	E
Milchreis, Leicht & Lecker, *Müller*, 1 Becher, i.D.	147	4,1	K
Milchreis, Original, *Müller*, 1 Becher (200 g), i.D.	213	4,8	K
Milchreis heiß + lecker, Zucker & Zimt, *Müller*, 1 Port. (200 g)	222	4,8	K
Milchschaum, sprühfertig, *Bärenmarke*	53	1,8	EK
Milchschnitte, *Ferrero*, 1 St.	118	7,8	FK
Milchschokolade, i.D.	531	30,0	FK
Milch-Schoko-Riegel, Bio, *Alnatura*, 1 St.	117	8,8	FK
Milch-Strudel, Puddis, *Campina*, 1 Becher, i.D.	177	5,5	K
Milka Cake & Choc, 1 St.	152	7,3	FK
Milka Tender, Milch	425	20,0	FK
Milken	101	3,4	EF
Milky Way, *Mars*, 1 St. (52,2 g)	240	9,0	FK
Milky Way, Minis, *Mars*, 1 St. (8,6 g)	38	1,6	FK
Milky Way Midninght Dark, *Mars*, 1 St. (49,9 g)	220	8,0	FK
Mineralwasser	0	0	M
Minestrone, *Buss*	37	0,8	V
Minestrone, Leichter Genuss, *Sonnen Bassermann*	37	0,9	V
Mini Alpenmilch, *Ritter Sport*, 1 St.	91	5,3	FK
Mini halbbitter, *Ritter Sport*, 1 St.	89	5,5	FK
Mini Knusperflakes, *Ritter Sport*, 1 St.	87	4,5	FK
Mini Mandel, *Ritter Sport*, 1 St.	93	6,2	FK
Mini Milk Erdbeer, *Langnese*, 1 St.	31	0,7	K
Mini Milk Schokolade, *Langnese*, 1 St.	32	0,7	K
Mini Milk Vanille, *Langnese*, 1 St.	30	0,7	K
Mini Wini Würstchen, Singles, *Meica*	234	20,0	F
Mini Wini Würstchen, vegetarisch, *Meica*	297	25,0	EF
MinusL, grüne Oliven gefüllt m. Frischkäse, *Omira*	169	17,0	F
MinusL, grüne Pepperoni gefüllt m. Frischkäse, *Omira*	173	16,0	F
MinusL, laktosefreie Butter, *Omira*	743	82,0	F
MinusL, laktosefreie Eiskrem, Erdbeer, *Omira*	195	9,3	FK
MinusL, laktosefreie Eiskrem, Vanille, *Omira*	213	10,6	FK

Lebensmittel (verzehrbarer Anteil)	Kilokalorien kcal	Fett g	Nährwert
MinusL, laktosefreie haltbare Milch, 1,5 % Fett, *Omira*	47	1,5	E
MinusL, laktosefreie haltbare Vollmilch, 3,8 % Fett, *Omira*	67	3,8	EF
MinusL, laktosefreie Schlagsahne, *Omira*	319	33,0	F
MinusL, laktosefreier Joghurt natur, *Omira*	72	3,8	EF
MinusL, laktosefreier Milchpudding, Schoko, *Omira*	128	5,2	FK
MinusL, laktosefreier Milchpudding, Vanille, *Omira*	98	3,2	K
MinusL, laktosefreier Quark, Magerstufe, *Omira*	70	0,3	E
MinusL, Kirschpaprika gefüllt m. Frischkäse, *Omira*	193	15,0	FK
Mirabelle	67	0,2	MV
Mirabelle, 1 St. (10 g)	7	0	MV
Mirabellen, Glas, *Natreen*	36	0,1	K
Miracel Whip Balance, *Kraft*	142	11,0	F
Miracel Whip So leicht, *Kraft*	108	5,2	F
Miracoli, Maccaroni-Käse, *Mars*, 1 Port.	377	7,6	K
Miracoli, Maccaroni Tomate, *Mars*, 1 Port.	305	2,0	K
Miracoli, Penne Arrabiata, *Mars*, 1 Port.	309	1,2	K
Miracoli, Spaghetti Käse-Kräuter, *Mars*, 1 Port.	340	7,1	K

Lebensmittel (verzehrbarer Anteil)	Kilokalorien kcal	Fett g	Nährwert
Miracoli, Spaghetti Klassiker, *Mars*, 1 Port.	377	2,5	K
Miracoli Pastasauce, Arrabbiata, *Mars*	51	1,1	K
Miracoli Pastasauce, Klassiker, *Mars*	40	0,1	K
Miracoli Pastasauce, Tomate Kräuter, *Mars*	50	1,1	K
Miree, französische Kräuter, *Karwendel*	243	23,0	F
Miree, Meerrettich, *Karwendel*	241	22,5	F
Mischbrot, Roggen-	212	1,1	BK
Mischbrot, Roggen-, 1 Scheibe (40 g)	85	0,4	BK
Mischbrot, Weizen-	224	1,1	BK
Mischbrot, Weizen-, 1 Scheibe (40 g)	90	0,4	BK
Mispel (Loquat)	40	0,2	V
Mispel (Loquat), 1 St. (25 g)	10	0,1	V
Mixed Pickles, *Kühne*	36	0,3	K
Mjölk Knäckebrot, *Wasa*, 1 Scheibe	32	0,2	BK
Mockturtle nach Ammerländer Art, *Buss*	105	5,3	EF
Mohnback, *Dr. Oetker*	298	13,0	FK
Mohnkuchen, *Dr. Oetker*, 1 St. (35 g)	156	7,7	FK
Mohnsamen	477	42,2	BF
Möhrchen, Dose, *Bonduelle*	23	0,3	KV
Möhre	25	0,2	MV
Möhrensaft, *Schneekoppe*	31	0,1	KV
Möhrentopf mit Fleischklößchen, *Sonnen Bassermann*	51	2,9	FK

Lebensmittel (verzehrbarer Anteil)	Kilokalorien kcal	Fett g	Nährwert
Mokkabohnen, Zartbitterschokolade, *Dr. Oetker*	503	28,0	FK
Mokka-Flip, 7 cl	246	10,9	FK
Molke, Fitness-, *Müller*, i.D.	29	0,1	K
Molke, süß, 0,25 l	63	0,5	E
Molkenkur Pur, Pulver, Bio, *Dr. Ritter*, 1 EL	52	0,2	EK
Molkenpulver	347	1,0	K
Molke-Riegel, Vanille, Bio, *Genuss Plus*, 1 St.	139	4,2	FK
Mon Chéri, *Ferrero*, 1 St.	46	2,0	FK
Mondamin, Speisestärke	355	‹0,5	K
Mondamin, Speisestärke, 1 TL	11	0	K
Mondamin Soßenbinder, dunkel	360	‹0,5	K
Mondamin Soßenbinder, für Gemüse	480	25,0	FK
Mondamin Soßenbinder, hell	369	‹0,5	K
Monsterbacke, Fruchtquark, Quetschbeutel, *Ehrmann*, i.D.	99	2,9	EK
Monsterbacke, Knisterjoghurt, *Ehrmann*, i.D.	118	3,2	K
Monte, Schoko, *Zott*, 1 Becher	107	7,3	FK
Monte, White, *Zott*, 1 Becher	294	21,6	FK
Monte Drink, *Zott*	83	2,2	K
Moosbeeren	35	0,7	V
Morbier, 40 % Fett i. Tr.	297	22,4	EF
Morchel	15	0,3	BE
Morchel, getr.	98	2,8	BE
Mortadella, 30 g, i.D.	93	9,9	F

Lebensmittel (verzehrbarer Anteil)	Kilokalorien kcal	Fett g	Nährwert
Mountain Dew, *Pepsi*, 0,25 l	123	‹0,1	K
Mousse Chocolat, *Dr. Oetker*, 1 Becher	188	9,2	FK
Mousse Himbeere, *Dr. Oetker*, 1 Becher	156	7,1	EK
Mousse Rotwein, *Dr. Oetker*, 1 Becher	183	7,1	FK
Mozartkugeln, *Mirabell*, 1 St.	92	5,8	FK
Mozzarella	263	21,0	EF
Mozzarella, di Latte di Bufala, *Galbani*	262	23,0	EF
Mozzarella, light, *Galbani*	173	10,5	EF
Muffins, BM, *Dr. Oetker*, 1 St.	224	13,2	FK
Mühlen-Würstchen, Wiener, *Rügenwalder Mühle*	254	22,0	F
Müllermilch, *Müller*, i.D.	74	1,4	EK
Müllermilch die Leichte, *Müller*, i.D.	50	0,1	EK
Müllermilch Protein, *Müller*, i.D.	81	1,5	EK
Multi100, Multivitamin-Mehrfruchtsaft, *Rapp's*	46	0	KV
Multifrucht, Mehrfruchtsaft, Bio, *Rabenhorst*	47	‹0,5	KV
Multikorn-Fleks, Bio, *Kölln*	386	3,8	K
Multikornflocken, kernig, Bio, *Kölln*	351	4,7	BK
Multi-Natur, Fruchsaftmischung, *Voelkel*	46	1,0	KV
Multivitamin-Mehrfruchtnektar, Trinkgenuss, *Granini*	50	‹0,5	KV
Mungobohnenkeime	24	0,3	BE

Lebensmittel (verzehrbarer Anteil)	Kilokalorien kcal	Fett g	Nährwert
Münsterkäse, 45 % Fett i. Tr., *St. Mang*, 125 g	288	22,0	EF
Münsterkäse, 50 % Fett i. Tr., 125 g	412	32,5	EF
Mürbeteig, frisch, *Henglein*	407	20,3	FK
Mürbteig, Frischteig, *Tante Fanny*	454	25,0	FK
Muschelfleisch	69	2,0	E
Muscheln, natur, Dose	68	1,3	E
Muskateller, 5 cl, i.D.	78	0	
Müsli, Basen-Balance, Bio, *Rapunzel*	394	10,6	BK
Müsli, Cranberry, *Kölln*	369	6,3	K
Müsli, Früchte, *Kölln*	364	6,0	BK
Müsli, Früchte-, ohne Zucker, 1 Port. (40 g), i.D.	146	2,4	BK
Müsli, Joghurt-Erdbeer, *Kölln*	401	11,0	BK
Müsli, Schoko-, 1 Port. (40 g), i.D.	171	5,4	K
Müsli Bircher, Bio, *Rapunzel*	405	7,6	BK
Müsli Früchte, glutenfrei, *Schär*	358	2,3	BK
Müsli Original, Bio, *Rapunzel*	405	15,0	BK
Müslikeks, i.D.	458	18,8	FK
Müslimischung, 1 Port. (40 g), i.D.	138	2,6	B
Müsliriegel, Ahorn-Dattel, Bio, *Alnatura*, 1 St. (25 g)	98	2,4	K
Müsliriegel, Birne-Apfel, *Schneekoppe*, 1 St. (25 g)	81	1,5	BK
Müsliriegel, Schoko, Bio, *Alnatura*, 1 St. (25 g)	106	3,5	K
Müesliriegel, Wilde Heidelbeere, *Schneekoppe*, 1 St. (25 g)	82	1,5	K
Müsli-Schnecken, 1 St.	65	4,6	FK
Nährbier, 0,33 l	180	0	K
Napoletana Pastasauce, *Bernbacher*	54	2,6	FK
Naps Mix, *Milka*, 5 St., i.D.	125	7,4	FK
Nasi Goreng, *Bofrost*, 1 Port. (330 g)	452	22,1	EF
Nasi Goreng, TK, *Frosta*	99	2,0	EK
Naturals Chips, mit Balsamico, *Lorenz*, 1 Port. (30 g)	155	9,0	FK
Naturals Chips leicht, fein gesalzen, *Lorenz*, 1 Port. (30 g)	142	6,6	FK
Naturell, Soja-Drink, Bio, *Berief*	28	1,5	E
Naturell, Riffels, *funny-frisch*, 1 Port. (30 g)	160	9,9	FK
Naturreis, Rundkorn, Bio, *Spielberger*	361	1,9	BK
Neapolitaner Schnitten, *Manner*, 1 Pkg. (75 g)	364	16,2	FK
Nektarine	53	0,1	V
Nektarine, 1 St. (125 g)	66	0,1	V
Nescafé Cappuccino, *Nestlé*, 1 Tasse	54	1,0	K
Nescafé Cappuccino, entkoffeiniert, *Nestlé*, 1 Tasse	47	0,9	K
Nescafé Classic, ohne Milch und Zucker, *Nestlé*, 1 Tasse	2	<0,5	

Lebensmittel (verzehrbarer Anteil)	Kilokalorien kcal	Fett g	Nährwert
Nescafé Dolce Gusto Cappuccino, *Nestlé*, 1 Tasse	84	3,7	FK
Nescafé Dolce Gusto Latte Macchiato, *Nestlé*, 1 Tasse	89	4,3	FK
Nescafé XPRESS Latte Macchiato, gesüßt, *Nestlé*, 1 Dose (250 ml)	146	3,5	K
Nesquik, mit fettarmer Milch zubereitet, *Nestlé*, 1 Glas (150 ml + 13 g Pulver)	146	3,6	K
Nesquik, trinkfertig, *Frischli*, 1 Pkg.	140	3,2	K
Nesquik Knusperfrühstück, *Nestlé*, 1 Port. (30 g + 125 ml fettarme Milch)	170	4,3	K
Nesquik Sirup, mit Milch 1,5 % Fett zubereitet, *Nestlé*, 1 Glas (150 ml)	117	2,6	K
Nesquik zuckerreduziert, mit Milch 1,5 % Fett zubereitet, *Nestlé*, 1 Glas (150 ml + 13 g Pulver)	142	3,7	K
Nestea Grüntee Lemon, *Nestlé*, 0,25 l	50	0	K
Nestea Himbeergeschmack, *Nestlé*, 0,25 l	48	0	K
Nestea Limetten-Minze-Geschmack, *Nestlé* ,0,25 l	48	0	K
Nestea Peach, Nescafé Dolce Gusto, *Nestlé*, 0,25 l	50	0	K
Nikolaschka (4 cl Weinbrand, 1 TL Zucker)	114	0	K
Nimm 2 Bonbon, *Storck*, 1 St.	23	<0,1	KV
Nimm 2 Lachgummi, *Storck*, 1 Port. (20 g)	67	<0,1	KV
Nimm 2 Soft, *Storck*	18	0,2	KV
Nockerlgrieß, *Bernbacher*	337	0,8	K
Nogger Original, *Langnese*, 1 St.	210	14,0	FK
Nordseekrabben, *Krone*	97	1,0	E
Nougat, Mandel-, Zartbitter, im Glas, *Eisblümerl*	622	50,0	FK
Nougat Blond, Haselnuss, im Glas, *Eisblümerl*	646	54,0	FK
Nougatstängli, Bio, *Alnatura*, 1 St.	129	8,8	FK
Nucki, Vanilla, Big, *Nestlé*, 1 St. (285 ml)	385	18,2	FK
Nucki, Nuss, *Nestlé*, 1 St. (120 ml)	246	14,1	FK
Nudel Up, Bolognese herzhaft, *Birkel*	85	3,5	FK
Nudel-Hühnchenpfanne, TK, *Eismann*, 1 Port. (260 g)	312	10,4	K
Nudeln, eifrei, gekocht (= 30 g roh)	109	0,4	K
Nudeln, eifrei, roh (= 350 g gekocht)	362	1,2	K
Nudeln süß-sauer, Becher, *Du darfst*, 1 Port.	304	1,5	K
Nudelsalat Italia, *Weight Watchers*	104	2,2	K
Nudelsalat mit Schinkenwurst, *Nadler*, 1 Port. (150 g)	308	22,5	FK

Lebensmittel (verzehrbarer Anteil)	Kilokalorien kcal	Fett g	Nährwert
Nudelsauce Bolognaise, *Bernbacher*	82	3,6	EF
Nudeltopf mit Fleischklößchen, *Maggi*, 1 Dose	183	9,5	F
Nudeltopf mit Huhn, *Maggi*, 1 Dose	340	22,0	FK
Nürnberger Lebkuchen, 1 St. (ca. 50 g)	193	5,3	FK
Nürnberger Rostbratwurst	348	32,0	F
Nürnberger Rostbratwurst, TK, *Eismann*, 1 St. (125 g)	436	40,0	F
Nussecken, *Vantastic foods*, 1 St.	444	30,7	FK
Nussini, *Milka*, 1 St.	172	10,0	FK
Nusskuchen, i.D.	443	31,7	FK
Nüsslisalat	22	0,4	MV
Nussmus, 4Nuts, Mischmus, *Rapunzel*	650	55,3	EF
Nussnougat, *Dr. Oetker*	539	31,0	FK
Nuss-Nougat-Creme, i.D.	557	35,1	FK
Nuss-Nougat-Creme, Bio, *Dennree*	553	36,0	FK
Nuss-Nougat-Creme mit Xylit, *Lasovli*	619	55,7	FK
Nuss-Nougat-Plunder, *Bäcker*, 1 St. (80 g), i. D.	350	20,0	FK
Nussplätzchen, 1 St., i. D.	39	2,3	FK
Nusspli, Nuss-Nougat-Creme, *Zentis*	564	36,0	FK
Nuss-Sahnetorte, TK, *Coppenrath & Wiese*	358	24,0	FK

Lebensmittel (verzehrbarer Anteil)	Kilokalorien kcal	Fett g	Nährwert
Nutella, *Ferrero*, 1 Port. (15 g)	80	4,6	FK
Obazda, *Alpenhain*	341	30,0	F
Obers, s. Sahne			
Oberskren, 1 EL	46	4,2	F
Obstbranntwein, 38 %, 2 cl	48	0	
Obstessig, 1 EL	3	0	
Obstgarten Classic, *Ehrmann*, i.D.	119	4,0	FK
Obstgarten Der Leichte, 0,4 % Fett, *Ehrmann*, i.D.	71	0,4	K
Obstgarten Vanilla, *Ehrmann*, i.D.	141	5,5	FK
Obstkonserven, s. a. einzelne Sorten			
Obstkuchenteig, BM, FP, *Dr. Oetker*	437	23,0	FK
Obstler, 2 cl	50	0	
Obstpause Fruchtmus, Apfel & Aprikose, *Odenwald*, 1 Becher (100 g)	56	<0,1	K
Obstpause Fruchtmus, Apfel & Banane, *Odenwald*, 1 Becher	69	0,1	K
Obsttortenboden	329	3,8	K
Ochsenschwanz	184	11,5	EF
Ochsenschwanzsuppe, *Lacroix*, 1 Port. (200 g)	40	2,0	F
Ochsenschwanzsuppe, *Maggi*, 1/4 l	70	0,5	K
Ochsenzunge, gekocht	189	12,7	EF
Ofen Chips, *funny-frisch*, 1 Port. (30 g), i.D.	123	2,7	K
Ofenkäse, *Rougette*, i.D.	351	32,0	F
Ohne Gleichen, *Bahlsen*, i.D.	561	37,0	FK

Lebensmittel (verzehrbarer Anteil)	Kilokalorien kcal	Fett g	Nährwert
Okra	22	0,2	BV
Öl	900	100	F
Öl, 1 EL	90	10,0	F
Öl, 1 TL	45	5,0	F
Öl, s. a. einzelne Sorten			
Old Fashioned, 4 cl	130	0	
Oliven, grün, mariniert	140	14	FM
Oliven, mit Mandeln, 1 St.	20	2,0	F
Oliven, schwarz, mariniert	147	14,4	F
Olivenöl	900	100	FV
Olivenöl, 1 EL	90	10,0	FV
Olivenöl, *Bertolli*, i.D.	822	91,0	F
Olivenöl, nativ extra, Bio, *Naturata*, 100 g	900	100	F
Olivenöl, nativ, extra, *Mazola*	820	91,0	FV
Olmützer Quargel, Magerstufe, *Loose*	125	0,5	E
Ölsardine, Dose, i.D.	218	14,3	EF
Ölsardine, Dose, 1 St., i.D.	55	3,6	EF
Orange	42	0,2	V
Orange, 1 St. (150 g)	61	0,3	V
Orangeat	314	0,3	K
Orangengelee, 1 TL	28	0	K
Orangenmarmelade, 1 TL	25	0	K
Orangenmarmelade, bitter, *Schwartau*	248	0,1	K
Orangensaft, frisch gepresst, 0,2 l	90	0,4	KV
Orangensaft, Trinkgenuss, *Granini*	43	<0,5	KV
Orangensaft, ungesüßt, 0,2 l	84	0,4	KV

Lebensmittel (verzehrbarer Anteil)	Kilokalorien kcal	Fett g	Nährwert
Oreo, Der Klassiker, *Mondelez*, 1 St.	52	2,1	FK
Oreo, Enrobed White, *Mondelez*, 1 St.	104	5,0	FK
Osterei, mit Cremefüllung, 1 St., i.D.	100	8,0	FK
Osterei, Nougat, 1 St. (ca. 20 g)	109	6,5	FK
Osterei, Vollmilch, 4 St. (je ca. 5 g)	112	7,1	FK
Ouzo, 38 %, 2 cl	41	0	
Ovomaltine, mit fettarmer Milch, 0,2 l	174	3,7	KV
Ovomaltine Crunchy Cream	545	32,0	FK
Ovomaltine Crunchy Müesli, 1 Port. (50 g + 125 ml fettarme Milch)	272	8,1	KV
Pain brioché, glutenfrei, *Schär*, 1 Scheibe	79	1,7	K
Palmherz, Dose	30	0,2	
Pampelmuse	38	0,2	V
Pampelmuse, 1 St. (250 g)	95	0,5	V
Panettone	332	8,0	K
Pangasiusfilet, naturbelassen, TK, *bofrost*, 1 Port. (150 g)	131	4,5	E
Paniermehl	349	1,0	K
Paniermehl, 1 EL	52	0,2	K
Paniermehl, glutenfrei, *Schär*	425	14,0	FK
Panini Rolls, glutenfrei, *Schär*, 1 St.	176	2,2	BK
Papaya	32	0,1	V
Papaya, 1 St. (400 g)	128	0,4	V
Papayasaft	17	0,1	KV

Lebensmittel (verzehrbarer Anteil)	Kilokalorien kcal	Fett g	Nährwert
Papayastücke, getr., Bio, *Dennree*	254	1,4	K
Paprika, geröstet, *Kattus*	28	0,4	K
Paprika, geröstet, ohne Haut, *Kühne*	36	0,2	MK
Paprikafleischwurst, Puten-, *Höhenrainer*	178	14,0	EF
Paprikagulasch, (m. Nudeln, Erbsen & Möhren), *Erasco*, 1 Port. (460 g)	437	10,0	EK
Paprika-Gulasch, Veggie, Bio, *VeggieLife*, 1 Port. (250 g)	578	40,0	EF
Paprikamark, *Hengstenberg*	96	1,8	K
Paprika-Nuss-Aufstrich, Bio, *Vitam*	132	7,5	K
Paprika-Reistopf, *Buss*	55	1,5	K
Paprikasalami	383	33,3	F
Paprikaschote	19	0,2	BV
Paprikaschote, 1 St. (150 g)	29	0,3	BV
Paradeiser	17	0,2	V
Paradeiser, 1 St. (50 g)	8	0,1	V
Paradeisermark, 1 EL	10	0,1	K
Paradiescreme, Schokolade, *Dr. Oetker*, 1 Port. (93 g)	112	3,2	K
Paradiescreme, Vanille, *Dr. Oetker*, 1 Port. (90 g)	102	2,7	K
Paranuss, Bio, *Naturata*	693	66,8	BF
Paranuss, Bio, *Naturata*, 3 St.	104	10,0	BF
Parisergipfel, Blätterteig, 1 St.	312	14,3	FK
Parmaschinken, ohne sichtbares Fett	139	3,0	E
Parmesan, 37 % Fett i. Tr.	375	25,8	EF
Parmesan-Streukäse, 1 EL	56	3,9	EF
Parmesan-Streukäse, 1 TL	28	1,9	EF
Passionsfrucht	63	0,4	MV
Passionsfrucht, 1 St. (40 g)	25	0,16	MV
Pasta Bolognese, Becher, *Du darfst*, 1 Port. (380 g)	315	9,9	K
Pasta Chuta Nudelsauce Bolognese, vegetarisch, *Eden*	112	4,7	EF
Pasta Mamma, Spaghetti Bolognese, *Apetito*, 1 Port. (350 g)	411	12,6	EK
Pasta Mista, *Barilla*	356	1,5	K
Pasta m. mediterranem Gemüse, TK, *Frosta*, 1 Port. (375 g)	345	8,3	K
Pasta Schuta, FP, *Bernbacher*, 1 Port. (310 g)	763	18,3	EK
Pastakäse Finello, *Arla*	380	30,0	EF
Pastasauce Basilico, *Bertolli*	63	3,8	FK
Pastasauce Basilico, *Barilla*	61	2,7	K
Pastasauce classico, *Oro di Parma*	44	1,7	K
Pastasauce Primavera, mit gegrilltem Gemüse, *Bertolli*	58	3,5	K
Pastasauce Siciliana, *Bertolli*	91	6,6	FK

Lebensmittel (verzehrbarer Anteil)	Kilokalorien kcal	Fett g	Nährwert
Pastete, Hof-, Kräuter, pflanzl.	218	17,0	FK
Pastetenfüllung, Fleisch für 1 St., i.D.	154	13,5	F
Pastinake	59	0,4	VB
Pastinaken-Chips, Bio, *Kiwa*, 1 Pkg. (55 g)	273	13,8	FK
Pâté, Bio, *Tartex*, i.D.	219	16,7	F
Pâté Crème, Bio, *Tartex*, i.D.	406	38,0	F
Patna + Wildreis mit Gemüse, TK, *Iglo*, 1 Port. (380 g)	384	3,8	K
Paula Grieß-Pudding, *Dr. Oetker*, 1 Becher	144	5,1	FK
Paula Minis, *Dr. Oetker*, 1 Becher, i.D.	54	1,9	FK
Paula Pudding, *Dr. Oetker*, 1 Becher, i.D.	134	4,8	FK
Pekannuss	703	72,0	BF
Pekannuss, 6 St.	126	13,0	BF
Pellkartoffeln	70	0	KV
Penne Creme Spinaci, TK, *Iglo*, 1 Port. (450 g)	600	23,0	FK
Penne Rigate, *Buitoni*	356	1,9	K
Penne Schinken-Auflauf, *Weight Watchers*, 1 Port. (400 g)	336	8,4	K
Penne Tomate-Mozzarella, TK, *Eismann*, 1 Port. (250 g)	321	7,5	K
Penne Vier-Käse, TK, *Iglo*, 1 Port. (330 g)	488	17,2	FK
Peperoncini, *Specht*	27	0,1	K
Peperoni	41	0,8	
Peperoni, mild, *Hengstenberg*	43	0,2	K
Peppies, *Lorenz*, 1 Port. (30 g)	148	8,1	FK
Pepsi Cola, 0,25 l	107	0	K
Pepsi Cola, light, 0,25 l	1	0	
Perlzwiebel, eingelegt, 1 St.	2	0	
Pernod, 40 %, 2 cl	38	0	
Persimone (Kaki)	70	0,2	MV
Pesto all' arrabbiata, *Buitoni*	365	34,0	F
Pesto Basilico, *Buitoni*	493	47,0	F
Pesto Basilico, *Hilcona*	597	62,0	F
Pesto Calaprese, *Barilla*	325	29,0	F
Pesto Rosso, *Bernbacher*	382	34,3	F
Pesto Rosso, *Buitoni*	492	46,0	F
Pesto Verde, Bio, *Alnatura*	609	60,0	F
Pesto Verde, *Bertolli*	366	33,0	F
Petersfisch	89	1,4	E
Petersilie, gehackt, 1 EL	3	0	V
Petersilienwurzel	40	0,5	BM
Pfahlmuschel	71	2,1	E
Pfälzer, 1 St. (70 g)	239	22,4	F
Pfannen-Pasta Rahmspinat & Käse, *Hilcona*, 1 Port. (175 g)	291	8,6	K
Pfannen-Pasta Tomate & Mozzarella, *Hilcona*, 1 Port. (220 g)	373	8,1	K
Pfannen-Sahne-Sauce, *Thomy*	234	23,7	F
Pfannkuchen, Wildheidelbeer, TK, *Apetito*, 1 St. (85 g)	128	2,6	K
Pfannkuchen-Teig-Mix in der Shakerflasche, FP, *Mondamin*, 1 Port. (120 g)	212	4,2	FK
Pfeffer	255	3,3	

Lebensmittel (verzehrbarer Anteil)	Kilo-kalorien kcal	Fett g	Nährwert
Pfefferkuchen	380	9,4	K
Pfefferminzdrops, 1 St.	20	+	K
Pfefferminzlikör, 30 %, 2 cl	48	0	
Pfefferminzschokolade, Bio, *Alnatura*	494	23,0	FK
Pfefferschot. (10 g)	3	+	
Pfeffersoße, Delikatess, *Maggi*, 1 Port. (100 ml)	46	2,5	K
Pfeffersoße, *Knorr*	35	1,2	K
Pferdefleisch, i.D.	108	2,7	E
Pfifferling	15	0,5	BM
Pfifferling, Dose	15	0,7	BM
Pfifferlingcremesuppe, Für Genießer, *Maggi*, 1/4 l	109	5,1	FK
Pfifferlingrahmsuppe, *Erasco*, 1 Port. (260 ml)	145	11,0	FK
Pfirsich	42	0,1	MV
Pfirsich, 1 St. (125 g)	53	0,1	MV
Pfirsich, getr.	240	0,6	BK
Pfirsich, halbe Frucht, Libbys Obstkonserven, *Nestlé*	53	<0,1	K
Pfirsichbowle, 0,2 l	214	0,1	K
Pfirsichnektar, Trinkgenuss, *Granini*	53	<0,5	KV
Pflanzenmargarine Omega 3, *Vitaquell*	630	70,0	FV
Pflanzenöl, Klassik-, *Livio*	828	92,0	F
Pflanzenöl, Klassik-, *Livio*, 1 EL	83	9,2	F
Pflanzlicher Brotaufstrich, Marktgemüse, Erbse-Basilikum, Bio, *Tartex*	234	18,0	FK
Pflanzlicher Brotaufstrich, Marktgemüse, Kirschtomate-Rucola, Bio, *Tartex*	208	16,0	FK
Pflanzlicher Brotaufstrich, Marktgemüse, Spinat-Pinienkerne, Bio, *Tartex*	233	19,0	FK
Pflaume	49	0,2	MV
Pflaume, 1 St. (10 g)	4,9	0	MV
Pflaume, Dose	72	0,1	K
Pflaume, getr.	222	0,6	BK
Pflaumen, Glas, halbe Frucht, *Natreen*	25	<0,1	K
Pflaumenkuchen, Alt-Böhmischer, TK, *Coppenrath & Wiese*, 1 St	238	8,4	FK
Pflaumenmus, 1 TL	16	0	K
Pflaumenmus, Frucht-Garten, Bio, *Zwergenwiese*	163	0,3	K
Pflaumenmus, Holsteiner, *Schwartau*	195	0,1	K
Pflaumensaft, 0,2 l	114	0,2	K
Phantasia Fruchtgummi, *Haribo*, i.D.	342	<0,5	K
Philadelphia Balance, Kräuter, *Kraft*	144	10,0	EF
Philadelphia Balance, Natur, *Kraft*	150	11,0	EF
Philadelphia Doppelrahmstufe, Natur, *Kraft*	225	21,0	EF
Philadelphia mit Milka, *Kraft*	287	14,0	FK
Philadelphia So leicht, Kräuter, *Kraft*	89	2,4	E
Physalis	77	1,1	MV
Physalis, getr., Bio, *Flores Farm*	304	5,6	K

Lebensmittel (verzehrbarer Anteil)	Kilokalorien kcal	Fett g	Nährwert
Piccolinis Drei Käse, TK, *Wagner*, 1 St.	89	4,6	FK
Piccolinis Speciale, TK, *Wagner*, 1 St.	71	3,0	FK
Pichelsteiner Eintopf, *Sonnen Bassermann*	39	1,4	K
Pick Up, Choco, *Leibniz*, 1 St.	143	7,3	FK
Pilgermuschelfleisch	61	0,1	E
Pils, 0,33 l, i.D.	137	0	
Pilzcremesuppe, Bio, *Alnatura*	328	4,8	K
Pilze, i.D.	17	0,5	BM
Pilze, getr., 10 g, i.D.	22	0,3	BM
Pilze, s.a. einzelne Sorten			
Pilzrahmtopf, Minuto XXL, *Birkel*, 1 Port. (350 g)	294	4,7	K
Piña Colada, 0,2 l	185	1,2	K
Pinienkerne	674	60,0	F
Pinienkerne, 1 EL (20 g)	135	12,0	F
Pistazien, geröstet, gesalzen, Bio, *Dennree*	633	54,0	EF
Pizza, Balance, laktosefrei, Putenschinken, TK, *Wagner*, 1 Pizza	576	11,0	K
Pizza, Big, Boston, TK, *Wagner*, 1 Pizza (430 g)	1105	55,0	FK
Pizza, Die Backfrische, Mozzarella, TK, *Wagner*, 1 Pizza (350 g)	783	28,4	FK
Pizza, Die Backfrische, Salami, TK, *Wagner*, 1 Pizza (320 g)	771	27,6	FK
Pizza, Pesto, Holzofen-, *bioinside*, TK, 1 Pizza (345 g)	673	22,1	K
Pizza, Steinofen-, Käsequartett, TK, *Wagner*, 1 Pizza (350 g)	884	39,9	FK
Pizza, Steinofen-, Mozzarella, TK, *Wagner*, 1 Pizza (350 g)	853	37,3	FK
Pizza, Steinofen-, Speciale, TK, *Wagner*, 1 Pizza (350 g)	812	34,9	FK
Pizza, Steinofen, Vegetaria, TK, Bio, *Wagner*, 1 St. (370 g)	714	28,7	FK
Pizza Margherita, TK, Bio, *Alnatura*, 1 Pizza (335 g)	757	22,4	FK
Pizza Ristorante, Salame, TK, *Dr. Oetker*, 1 Pizza (320 g)	873	44,0	FK
Pizza Ristorante, Speciale, TK, *Dr. Oetker*, 1 Pizza (330 g)	837	42,0	FK
Pizza Ristorante, Vegetale, TK, *Dr. Oetker*, 1 Pizza (385 g)	766	34,0	FK
Pizza Tradizionale, Spinaci e Ricotta, TK, *Dr. Oetker*, 1 Pizza (405 g)	823	26,0	FK
Pizza Tradizionale, Verdure Grigliale, TK, *Dr. Oetker*, 1 Pizza (395 g)	842	27,0	FK
Pizza Vegetale, TK, Bio, *Alnatura*, 1 Pizza (350 g)	707	20,7	FK
Pizzakäse Finello, *Arla*	301	21,0	EF
Pizza-Leberkäse, Puten-, *Höhenrainer*	181	13,0	EF
Pizzasauce Oregano, *Oro di Parma*	50	<0,5	K

Lebensmittel (verzehrbarer Anteil)	**Kilo-kalorien** kcal	**Fett** g	**Nährwert**
Pizzasauce pikant, *Oro di Parma*	43	‹0,5	K
Pizzateig, FP, *Mondamin*	308	11,0	FK
Pizzateig, frisch, *Henglein*	267	5,4	K
Pizzies, Hawaii, TK, *Wagner*, 1 St. (150 g)	323	12,5	FK
Plätzli, Champignon-Mozzarella, TK, *Iglo*, 1 St. (66,5 g)	194	11,0	F
Plätzli, Schinken-Mozzarella, TK, *Iglo*, 1 St. (66,5 g)	196	11,0	F
Pocket Coffee, *Ferrero*, 1 St.	55	2,6	FK
Pökelfleisch, i.D.	136	6,9	EF
Pökelzunge	182	11,7	EF
Polenta, gebackener Maisbrei, 50 g	126	7,3	K
Polenta, Maisgrieß	344	1,1	K
Polenta, Maisgrieß, 1 EL (15 g)	52	0,1	K
Pomelo, 1 St. (250 g)	113	0,3	V
Pommes frites, frittiert, 150 g, i.D.	437	21,8	FK
Pommes frites, TK, *Eismann*, 150 g	218	7,5	K
Pommessauce, *Homann*	372	36,0	F
PomPoms, TK, *McCain*	194	8,0	FK
Pomps Kindergrieß, zubereitet, 1 Port. (20 g + 20 g Banane + 100 ml Vollmilch)	153	3,8	K
Popcorn, gepoppt, 25 g	92	1,3	K
Popcornmais	347	3,9	BK
Pops, *Schöller*, 1 Becher (100 g)	353	24,8	FK

Lebensmittel (verzehrbarer Anteil)	**Kilo-kalorien** kcal	**Fett** g	**Nährwert**
Porree	25	0,3	V
Porree, Rahm-, TK, *Iglo*	66	3,7	FV
Porridge, 1 Port. (250 g)	267	11,7	FK
Portulak	11	0,3	V
Portwein, 5 cl	79	0	
Poularde, s.a. Hähnchen			
Poulet mit Haut	201	11,0	EF
Praline, 1 St. (10 g), i.D.	52	4,0	FK
Preiselbeere	35	0,5	BV
Preiselbeeren, gesüßt, Glas	182	0,3	BK
Preiselbeeren, ungesüßt, Glas	34	0,6	B
Preiselbeersoße	71	0,3	K
Presssack, i.D.	196	14,6	F
Pringles, Original, 1 Port. (30 g)	153	9,9	FK
Pringles, Sour Cream & Onion, 1 Port. (30 g)	153	9,6	FK
Prinzenrolle, ChocoDuo, 1 St.	150	6,9	FK
Prinzenrolle, Kakao, *De Beukelaer*, 1 St.	118	5,0	FK
Prinzenrolle, Vollkorn, *De Beukelaer*, 1 St.	114	5,1	FK
Prosciutto cotto	110	3,0	E
Prosciutto grigliato Finess, *Herta*	114	3,0	E
Prosecco	75	0	
Provolone, 50 % Fett i. Tr.	365	28,9	EF
Provolone, 50 % Fett i. Tr., 20 g	73	5,8	EF
Pudding, Schoko, zubereitet, i.D.	121	3,7	K
Puderzucker	400	0	K
Puderzucker, 1 EL	40	0	K
Puderzucker, 1 TL	20	0	K

Lebensmittel (verzehrbarer Anteil)	Kilokalorien kcal	Fett g	Nährwert
Puffreis	390	2,3	K
Puffreis, 1 EL	8	0	K
Pulverkaffee, 1 Tasse	2	0	
Pumpernickel	185	1,0	B
Pumpernickel, 1 runde Scheibe (20 g)	37	0,2	B
Pumpernickel, 1 Scheibe (40 g)	74	0,4	B
Punica Fruchtig Rot	15	0	K
Punica Pink Banana	15	0	K
Punica Tropical Fruits	13	0	K
Puszta-Salat, *Kühne*	39	0,1	K
Pute	157	8,5	EF
Puten-Bacon, *Ullrichs Putenhof*	131	7,0	EF
Puten-Braten „Roast Turkey“, *Gutfried*	119	3,0	E
Putenbrust, gegart, Bio, *Alnatura*	103	1,2	EF
Putenbrust, natur, *Gutfried*	96	2,0	E
Putenbrust, ohne Haut	106	1,0	E
Putenbrust Asia süß-sauer, *Weight Watchers*, 1 Port. (400 g)	340	2,0	EK
Putenbrust Finesse, fein gegrillt, *Herta*	111	2,0	E
Putenbrust Finesse, geräuchert, *Herta*	111	2,0	E
Putenbrust mit Honig Finesse, *Herta*	111	2,0	E
Puten-Cevapcici, *Ullrichs Putenhof*	100	7,5	E
Putencurry mit Süßkartoffeln, Mango + Erdnüssen, FP, *Fein&Fertig*, 1 Port. (485 g)	805	47,5	EF
Puten-Fleischpflanzerl, *Höhenrainer*	209	12,0	EF
Putengeschnetzeltes, *Du darfst*, 1 Port. (400 g)	413	10,0	K
Puten-Geschnetzeltes, frisch aus Putenbrust, *Wilhelm Brandenburg*	110	2,0	E
Putengeschnetzeltes (in Champignon-Gemüse-Sauce), *Sonnen Bassermann*, 1 Port. (320 g)	285	8,3	EK
Puten-Grillbrust-schinken, *Höhenrainer*	98	1,5	E
Putenherzen	136	8,0	EF
Puteninnenbrustfilet	118	2,0	E
Putenkeule, ohne Haut	112	3,6	E
Putenkrakauer, *Gutfried*	150	9,0	EF
Putenlachsschinken, *Gutfried*	127	2,0	E
Putenlandleberwurst, grob, *Höhenrainer*	257	22,0	EF
Putenleber	136	4,7	EF
Putenleberkas, gebacken, fein, *Höhenrainer*	189	15,0	EF
Puten-Pizzaleberkäse, *Höhenrainer*	181	13,0	EF
Puten-Rostbratwürstl, *Höhenrainer*	225	18,0	F
Putensalami, *Sorger*	332	25,0	EF
Putensalami, *Hellmann*	218	15,0	EF
Putensalami, geräuchert, *Gutfried*	296	22,0	EF
Puten-Schinkenwurst, *Höhenrainer*	168	12,0	EF
Putenschnitte Art Cordon Bleu, *Höhenrainer*	223	12,0	EF

Lebensmittel (verzehrbarer Anteil)	Kilokalorien kcal	Fett g	Nährwert
Putenschnitte Wiener Art, *Höhenrainer*	218	12,0	EF
Putenschnitzel, paniert, TK, *Eismann*	206	8,5	EF
Putenschnitzel, unpaniert, TK, *Eismann*	101	1,1	E
Puten-Zwiebelmettwurst, *Zimbo*	123	5,0	EF
Pyrenäenkäse, 50 % Fett i. Tr.	356	29,6	EF
Quark, 20 % Fett i. Tr.	109	5,1	EF
Quark, 20 % Fett i. Tr., 1 EL	27	1,3	EF
Quark, 40 % Fett i. Tr.	159	11,4	EF
Quark, 40 % Fett i. Tr., 1 EL	40	2,9	EF
Quark, Frucht-, 20 % Fett i. Tr.	124	3,7	EK
Quark, mager	66	0,2	E
Quark, mager, 1 EL	10	0	E
Quarkcreme Natur, *Exquisa*	51	0,2	EK
Quarkfein Cremepulver, FP, *Dr. Oetker*, 1 Port. (127 g), i.D.	124	1,0	EK
Quarkgenuss Frucht, 0,2 % Fett, *Exquisa*, i.D.	87	0,2	EK
Quark-Joghurt-Creme, Erdbeere, *Desira*, 1 Becher (180 g)	193	5,4	EK
Quinoa, Bio, *Alnatura*	354	5,0	EK
Quinoa-Bratling, Bio, *Granovita*	232	10,4	EF
Quitte	38	0,5	BV
Quitte, 1 St. (150 g)	57	0,8	BV
Quittenkonfitüre, 1 TL	24	+	K
Quittensaft	44	0,5	K
Raclettekäse, 48 % Fett i. Tr., 20 g	69	5,6	EF

Lebensmittel (verzehrbarer Anteil)	Kilokalorien kcal	Fett g	Nährwert
Radi	15	0,2	BV
Radicchio	14	0,2	V
Radieschen	14	0,1	MV
Radlermaß, 1 l	420	+	K
Raffaello, *Ferrero*, 1 St.	63	4,9	FK
Ragout Fin, Dose, *Lacroix*, 1 Dose	368	18,0	EF
Rahm, 10 % Fett	121	10,5	F
Rahm, 10 % Fett, 1 EL	12	1,1	F
Rahm, 30 % Fett	311	31,7	F
Rahm, 30 % Fett, 1 EL	31	3,2	F
Rahm, 30 % Fett, 1 TL	15	1,6	F
Rahmbratensoße, Feinschmecker, *Knorr*	68	3,7	FK
Rahmsoße, Basissaucen, *Knorr*	61	2,9	FK
Raki, 45 %, 2 cl	47	0	
Rama, 60 % Fett	532	60,0	F
Rama 100 % pflanzlich, Halbfettmargarine, 38 % Fett	442	50,0	F
Rambutan	70	0,1	
Ramee Rahm-Camembert, 55 % Fett i. Tr., *Edelweiß*	307	26,0	EF
Rande	41	0,1	BV
Rapskernöl, Bio, *Vitaquell*	900	100	F
Rapsöl	885	100	F
Rapsöl, 1 EL	86	10,0	F
Rapunzel	14	0,4	MV
Raspelschokolade, Zartbitter, *Dr. Oetker*	493	26,0	FK
Ratsherrentopf, Minuto, *Birkel*, 1 Port. (350 g)	182	1,8	K
Räucherschinken, roh	150	7,7	EF
Räuchertofu, Bio, *Taifun*	170	9,0	EF

Lebensmittel (verzehrbarer Anteil)	Kilokalorien kcal	Fett g	Nährwert
Rauchfleisch	128	6,4	EF
Rauchkäse, Natur, Basils, *Bergader*	336	26,4	EF
Rauke	24	0,7	MV
Ravioli in Tomatensauce, *Maggi*, 1 Port. (400 g)	353	8,6	K
Ravioli mit Gemüse, vegetarisch, *Maggi*, 1 Dose (400 g)	330	5,5	K
Ravioli Spinaci, *Hilcona*, 1 Port. (250 g)	401	7,5	K
Rebhuhn	222	9,0	EF
Red Bull, Energy Drink, 0,25 l	113	0	K
Red Bull, sugarfree, 0,25 l	8	0	
Red Snapper, Filet mit Haut	110	3,0	E
Regenbogenforelle	103	2,7	E
Regenbogenforelle, TK, *Eismann*	131	5,9	EF
Regensburger, 1 St. (70 g), i.D.	187	15,8	F
Reh, Keule, Schlegel	97	1,3	E
Reherl	15	0,5	BM
Rehrücken	120	3,6	E
Reiberdatschi, TK, in 1 TL Öl gebraten, 2 St.	229	10,7	FK
Reineclaude	56	+	VB
Reineclaude, 1 St. (10 g)	6	+	VB
Reis, Basmati, weiß, *Davert*	356	1,1	K
Reis, Langkorn, zubereitet, *Uncle Ben's*	157	0,5	BK
Reis, Natur-	345	2,2	BM
Reis, Natur, Kochbeutel, *Uncle Ben's*, gekocht, 1 Port. (62,5 g)	218	1,4	K
Reis, parboiled, gekocht	126	0,2	K

Lebensmittel (verzehrbarer Anteil)	Kilokalorien kcal	Fett g	Nährwert
Reis, parboiled, roh	354	0,5	K
Reis, Wild-, echter, *Davert*	364	1,1	EK
Reis Cuisine, Bio, *Provamel*	96	7,9	F
Reisdrink, Natur, Bio, *Dennree*	50	0,6	K
Reisdrink, Calcium, Bio, *Provamel*	54	1,1	K
Reisflocken, Bio, *Hipp*	379	0,7	K
Reisgebäck, jap., 50 g	198	1,8	K
Reis-Kokos-Drink, Bio, *Provamel*	61	0,8	K
Reismehl	352	0,7	K
Reismehl, 1 EL	53	0,1	K
Reisnudeln, griechisch, Kritharaki aus Weizen	354	1,5	K
Reisnudeln, Guai-Thian, *Banboo Garden*	370	0,8	K
Reisnudeln, schwarz, Bio, *Terrasana*	371	3,6	K
Reis-Quinoa-Crisp, Schokolade, Bio, *Naturata*	584	40,0	FK
Reisstärke	343	0	K
Reisstärke, 1 EL	51	0	K
Reisstärke, 1 TL	26	0	K
Reistopf mit Fleischklößchen, *Erasco*, 1 Port. (400 g)	228	10,0	FK
Reiswaffeln, ungesalzen, Bio, *Dennree*	384	3,3	K
Reizker	14	0,6	B
Remoulade, 50 % Fett, 1 EL	120	13,0	F
Remoulade, 65 % Fett	641	65,0	F
Remoulade, 65 % Fett, 1 EL (25 g)	160	16,3	F

Lebensmittel (verzehrbarer Anteil)	Kilokalorien kcal	Fett g	Nährwert
Remoulade ohne Ei, Bio, *Vitam*	494	52,7	F
Renke	100	3,2	E
Rettich	15	0,2	BV
Rettich, 1 St. (200 g)	30	0,4	BV
Rhabarber	13	0,1	B
Rhabarberschorle, Bio, *Voelkel*	28	0,1	K
Ribisel, siehe Johannisbeeren			
Ribiselgelee, 1 TL	25	+	K
Ribiselnektar, rot, 0,2 l	122	+	KV
Ribiselnektar, schwarz, 0,2 l	128	+	KV
Ricard, 43 %, 2 cl	52	0	
Rice Krispies, *Kellogg's*, 1 Port. (33 g + 125 ml fettarme Milch)	185	4,1	K
Ricotta	175	15,0	EF
Ricotta-Pastasauce, *Bernbacher*	126	9,0	FK
Riesen, *Storck*, 1 St.	41	1,6	FK
Riesenbohnen, weiße, *Specht*	75	0,4	EK
Riesengarnelen, TK, *Eismann*	96	1,0	E
Riesengarnelen Aioli, *Beeck*	241	21,3	F
Riesen-Happen, *Langnese*, 1 St.	117	4,2	FK
Riffels, naturell, *funny-frisch*, 1 Port. (30 g)	160	9,9	FK
Rinderbrust	200	14,0	EF
Rinderfilet	121	4,0	EF
Rindergulasch, *Podravka*	112	6,9	EK
Rindergulasch, Menüschale, *Erasco*, 1 Port. (480 g)	456	8,2	EK
Rinderherz	121	6,0	EF

Lebensmittel (verzehrbarer Anteil)	Kilokalorien kcal	Fett g	Nährwert
Rinderkraftbrühe, *Sonnen Bassermann* (100 g)	10	0,5	E
Rinderleber	130	3,4	E
Rinderniere	116	5,1	EF
Rinderroulade, *Du darfst*, 1 Port. (400 g)	336	10,0	EK
Rinderroulade, Menüschale, *Erasco*, 1 Port. (460 g)	469	12,0	EK
Rinderroulade, Menüschale, *Sonnen Bassermann*, 1 Port. (460 g)	331	7,4	EK
Rindersalami, Bio, *Alnatura*	355	27,0	EF
Rindertalg	896	97,0	F
Rinderzunge	209	15,9	EF
Rindfleisch, Blume	108	2,4	E
Rindfleisch, Brust, Brustkern	200	14,0	EF
Rindfleisch, Bug, Schulter	129	5,3	EF
Rindfleisch, Dose, i.D.	196	13,6	EF
Rindfleisch, Fehlrippe	146	6,4	EF
Rindfleisch, Hochrippe, Schorrippe, Rostbraten	154	8,1	EF
Rindfleisch, Kamm, Hals	150	8,1	EF
Rindfleisch, Lende, Roastbeef	130	4,5	EF
Rindfleisch, Oberschale	123	4,5	EF
Rindfleisch, Schlegel, Keule	148	7,1	EF
Rindfleisch-Nudeltopf, *Erasco*, 1 Port. (400 g)	160	4,8	FK
Rindfleischsuppe, *Maggi*, 1/4 l	71	0,6	K

Lebensmittel (verzehrbarer Anteil)	Kilo-kalorien kcal	Fett g	Nährwert
Rindfleischsuppe mit Nudeln, *Knorr*, 1 Port.	90	1,0	K
Rindsroulade	121	4,3	EF
Rindswürstchen, *Hareico*	240	20,0	EF
Risottoreis, zubereitet, *Uncle Ben's*	150	0,2	K
Ritter Rum, *Ritter Sport*, 1 St. (16,67 g)	92	5,7	FK
Ritz Cracker, *Griesson*, 5 St.	80	4,5	FK
Rivella Light, blau, 0,25 l	18	0	
Rivella Original, rot, 0,25 l	93	0	K
Roastbeef	130	4,5	EF
Robiola, 75 % Fett i. Tr.	333	33,0	EF
Roggen, ganzes Korn	293	1,7	BK
Roggenbrot	219	1,0	BK
Roggenbrot, 1 Scheibe (40 g)	88	0,4	BK
Roggenbrötchen, *Kamps*, 1 St.	202	2,1	K
Roggenflocken, 10 g	30	0,2	B
Roggenkeime, getr.	400	11,2	BV
Roggenkleie	176	4,3	B
Roggenmehl, Type 997	312	1,1	BK
Roggenmehl, Type 997, 1 EL	47	0,2	BK
Roggenmehl, Type 1150	319	1,3	B
Roggenmischbrot, 1 Scheibe (40 g)	85	0,4	BK
Roggenvollkornbrot, 1 Scheibe (50 g)	98	0,6	B
Roggenvollkornbrot	195	1,2	B
Roggen-Vollkorn-knäckebrot, *Wasa*, 1 Scheibe	43	0,3	BK

Lebensmittel (verzehrbarer Anteil)	Kilo-kalorien kcal	Fett g	Nährwert
Rohrohrzucker, Bio, *Alnatura*	388	‹0,5	K
Rohrohrzucker, Bio, *Naturata*	398	0	K
Rollmops, *Krone*	121	7,5	EF
Rollschinken, gekocht	114	4,5	E
Rolo, *Nestlé*	479	20,8	FK
Romadur, 20 % Fett i. Tr.	187	9,0	EF
Romadur, 30 % Fett i. Tr.	219	13,7	EF
Romadur, 40 % Fett i. Tr.	274	20,1	EF
Romadur, 40 % Fett i. Tr., 20 g	55	4,0	EF
Romadur, 50 % Fett i. Tr.	310	25,7	EF
Romadur, 50 % Fett i. Tr., 20 g	62	5,1	EF
Römersalat	14	0,2	V
Roquefort	360	30,6	F
Rosé Amselfelder, 0,25 l	197	0	
Rosenapfel (Jambose)	32	0,3	V
Rosenkohl	36	0,3	MV
Rosenkohl, Rahm-, TK, *Iglo*	64	2,8	FV
Rosenkohl, TK, *Iglo*	68	0,7	MV
Rosinen	314	0,6	BK
Rosinen, klein, 12 St. (5 g)	16	0	BK
Rosinenbrot, 1 Scheibe (40 g)	135	4,0	K
Rosinennapfkuchen, 1 St. (100 g)	306	14,9	FK
Rosinenschnecke, 1 St. (65 g)	216	11,0	F
Rostbratwurst, Thüringer, *Zimbo*, 1 St.	254	22,0	F
Rostbratwürstl, Puten-, *Höhenrainer*	225	18,0	EF

Lebensmittel (verzehrbarer Anteil)	Kilokalorien kcal	Fett g	Nährwert
Rösti, FP, *Pfanni*, 1 Port. (200 g)	270	13,0	FK
Rösti, TK, *McCain*	191	8,5	FK
Röstiecken, *gut & günstig*	175	7,0	FK
Röstzwiebeln, *Kühne*	590	44,0	F
Rotbarsch	105	3,6	EF
Rotbarsch, geräuchert	145	5,5	EF
Rotbarschfilet, TK, *Eismann*	109	3,8	EF
Rote Bete	41	0,1	BV
Rote Bete, leicht, *Kühne*	34	0,1	BV
Rote Grütze, *Schwartau*	121	0,2	K
Rote Grütze, FP, zubereitet, i.D.	83	0	K
Rote Grütze, *Kühne*	103	0,2	K
Rote Grütze mit Bourbon-Vanillesoße, 30 % weniger Kalorien, *Dr. Oetker*, 1 Becher	99	2,0	K
Rote Rübe	41	0,1	BV
Rote-Bete-Saft	37	<0,5	MV
Rote-Bete-Salat, *Hengstenberg*	47	0,1	MV
Rote-Bete-Scheiben, *Specht*	51	0,1	K
Rote Bohnen Hummus, Bio, *Vitam*	106	1,5	EK
Roter Rabenhorster, Bio, *Rabenhorst*	75	<0,5	KM
Rotkappe	14	0,8	BE
Rotkohl, Apfel-, Glas, *Specht*	53	0,1	K
Rotkohl, natur, TK, *Iglo*	34	0,1	BV
Rotkohl (Rotkraut)	22	0,2	BV
Rotwein, 0,25 l, i.D.	187	0	
Rotweincreme, FP, *Dr. Oetker*, 1 Port.	203	9,8	FK
Rotweinessig, *Hengstenberg*	21	0	
Rotwurst, i.D.	301	29,0	F
Rougette Grillkäse, i.D.	398	36,0	F
Rougette Landkäse, fein-würzig, i.D.	407	38,5	F
Rougette Ofenkäse, i.D.	351	32,0	F
Rübensirup, Rübenkraut	299	0,1	K
Rübensirup, Rübenkraut, 1 EL	45	0	K
Rüböl	884	100	F
Rüböl, 1 EL	88	10,0	F
Rübstiel	24	0,2	V
Ruchbrot	235	1,4	BK
Ruchmehl, Weizenmehl Type 1100	329	1,7	BK
Rucola	24	0,8	MV
Rüebli	31	0,2	MV
Rührei, 1 St.	119	9,0	EF
Rührei mit Tomate, 1 Port. (360 g)	246	11,0	EF
Rum, braun, 54 %, 2 cl	61	0	
Rum, Stroh-, 80 %, 2 cl	132	0	
Rum, Verschnitt, 38 %, 2 cl	60	0	
Rum, weiß, 54 %, 2 cl	62	0	
Rum mit Cola, (0,2 l Cola + 2 cl Rum)	160	0	K
Rumkugel	403	10,4	K
Rumkugel, 1 St. (10 g)	40	1,0	K
Rumrosinen, *Dr. Oetker*	299	0,4	K
Russisch Brot, *Dr. Quendt*	386	1,0	K
Russischer Zupfkuchen, BM, *Dr. Oetker*, 1 St. (135 g)	514	30,0	FK

Lebensmittel (verzehrbarer Anteil)	Kilokalorien kcal	Fett g	Nährwert
Rustikal-Baguette, *Meggle*	295	13,6	FK
Sachertorte, TK, *Coppenrath & Wiese*, 1 St.	155	5,9	FK
Safloröl	884	100	F
Saft-Goldbären, *Haribo*, i.D.	338	‹0,5	K
Saftschinken, *Herta*	112	3,0	E
Sagomehl	339	0,1	BK
Sagomehl, 1 EL	51	0	BK
Sahne, 10 % Fett	123	10,5	F
Sahne, 10 % Fett, 1 EL	12	1,1	F
Sahne, 30 % Fett	309	31,7	F
Sahne, 30 % Fett, 1 EL	31	3,2	F
Sahne, 30 % Fett, 1 TL	15	1,6	F
Sahne, Cashew-, Cuisine, pflanzlich, Bio, *EcoMil*	93	8,3	F
Sahne, geschlagen, 1 EL	29	3,2	F
Sahne, geschlagen, 1 Port. (25 g)	73	7,9	F
Sahne, Hafer-, Cuisine, pflanzlich, Bio, *Oatly*	150	13,0	F
Sahne, Mandel-, Cuisine, pflanzlich, Bio, *EcoMil*	97	8,9	F
Sahne, Reis-, Cuisine, pflanzlich, Bio, *Natumi*	94	7,0	FK
Sahne, Sprühfertig, *Natreen*, 1 Port. (69 g)	56	2,4	F
Sahnecamembert, 50 % Fett i. Tr., *Striegistaler Zwerge*	321	27,0	EF
Sahnejoghurt mild, Balance, *Zott*, 1 Becher, i.D.	167	12,3	F
Sahnejoghurt mild, Frucht, *Zott*, 1 Becher, i.D.	216	12,3	F
Sahnejoghurt mild, Frucht + Panna Cotta, *Zott*, 1 Becher, i.D.	225	13,0	F
Sahnejoghurt mild, Mascarpone Duett, *Zott*, 1 Becher, i.D.	219	12,5	F
Sahnekaramelle, 1 St.	41	0,5	K
Sahne-Marzipan-Torte, TK, *Coppenrath & Wiese*, 1 St.	372	18,2	FK
Sahnemeerrettich, 1 EL	61	5,5	F
Sahnepudding, Vanille, *Landliebe*, 1 Becher	214	12,0	FK
Sahnequark, 40 % Fett i. Tr.	144	10,0	EF
Sahnesoße für Lachs, *Thomy*	192	18,7	F
Sahnesteif, *Dr. Oetker*, 8 g	30	0	K
Sahnetorte, i.D.	365	25,0	FK
Sahne-Windbeutel Minis, Vanille, TK, *Coppenrath & Wiese*, 1 St.	26	1,6	FK
Salami, *Du darfst*	262	19,0	EF
Salami, deutsche, i.D.	371	33,0	F
Salami, Edel-, *Herta*	327	24,5	EF
Salami, fettreduziert, *Zimbo*	279	22,0	EF
Salatbohnen-Mix, *Bonduelle*	32	0,3	MV
Salatcreme Joghurt, *Thomy*	282	24,8	F
Salat-Croutinos, Sonnenblumenkerne, *Knorr*, 1 Pkg.	144	10,5	FK
Salatdressing, Sylter, mit Balsamico, Bio, *Emils Bio-Manufaktur*	514	50,0	F

Lebensmittel (verzehrbarer Anteil)	Kilokalorien kcal	Fett g	Nährwert
Salatdressing + Dip, Honig & Senf, Bio, *Emils Bio-Manufaktur*	469	45,0	FK
Salatdressing Gartenkräuter Vinaigrette + Dip, Bio, *Emils Bio-Manufaktur*	502	50,0	F
Salatdressing vegane französische Vinaigrette, Bio, *Emils Bio-Manufaktur*	546	57,0	F
Salat-Mayonnaise, *Thomy*	503	50,7	F
Salat-Mayonnaise, 70 % Pflanzenölgehalt, *Knorr*	630	69,0	F
Salat-Mayonnaise ohne Ei, Bio, *Vitam*	492	52,8	F
Salatmischung Farmer-Mix, *Bonduelle*	24	0,3	MV
Salatmischung Garten-Mix, *Bonduelle*	15	0,2	MV
Salatmischung Sommer-Mix, *Bonduelle*	16	0,2	MV
Salatmischung Winter-Mix, *Bonduelle*	19	0,3	MV
Salatsauce Joghurt-Kräuter-Dressing, leicht, *Kühne*	132	9,3	EF
Salm	202	13,6	EF
Salsa Texicana, *Maggi*	98	0,2	K
Saltletts Salzstangen, *Lorenz*	393	5,9	K
Saltletts Salzstangen, Sesam, *Lorenz*	414	8,7	K
Saltletts Salzstangen, Vollkorn, *Lorenz*	391	5,7	K
Saltletts Taler, *Lorenz*	432	13,0	K
Salz	0	0	M
Salzbrezeln, *Lorenz*	399	7,5	K
Salzbrezeln, kandierte Lakritze, *Haribo*	350	<0,5	K
Salzgurke	18	0,2	
Salzhering	220	15,4	EF
Salzige Heringe, *Katjes*	345	<0,1	K
Salzmandeln, *Ültje*, 1 Port. (30 g)	190	17,0	F
Salzstangen	352	0,5	K
San-Daniele-Schinken	272	9,0	E
Sanddornbeere	89	7,1	BV
Sanddornkonfitüre, *Sandokan*	232	0,8	K
Sanddornsaft	83	4,0	MV
Sandwich MildCheese, Knäckebrotriegel, *Wasa*, 1 St.	95	5,1	FK
Sandwichcreme, *Thomy*	580	61,0	F
Sandwich-Weizenbrot, *Harry*	254	3,7	K
Sanella, 75 % Fett	636	72,0	F
Sangria, 0,2 l	200	0	K
Sangrita, alkoholfrei, 5 cl	12	0,5	K
Sanoghurt pur, 1,5 % Fett, Bio, *Heirler*	56	1,5	E
Sardelle	102	2,3	E
Sardellenfilet in Öl, abgetropft, 1 St.	11	0,2	E
Sardellenpaste, 1 TL	15	1,1	EF
Sardine, frisch	138	5,4	EF
Saté-Tofu frittiert, pikant gewürzt, Bio, *Yamato*	289	15,0	EF
Saubohnen	286	1,8	BE
Sauce al Funghi Porcini, FP, *Bertolli*	72	4,6	FK

R

S

Lebensmittel (verzehrbarer Anteil)	Kilokalorien kcal	Fett g	Nährwert
Sauce al Quattro Formaggi, FP, *Buitoni*	121	10,0	F
Sauce Arrabbiata, *Bertolli*	84	6,1	F
Sauce Béarnaise, FP, *Thomy*	201	20,1	F
Sauce Béchamel, FP, *Thomy*	186	17,7	F
Sauce Carbonara, FP, *Buitoni*	80	5,4	F
Sauce Hollandaise, FP, *Thomy*	216	21,4	F
Sauce Hollandaise légère, FP, *Thomy*	94	7,6	F
Sauce Hollandaise vegan, FP, *Thomy*	226	22,2	F
Sauce Napoletana, *Hilcona*, 1 Port. (130 g)	85	3,3	K
Sauce Tomate-Käse, *Hilcona*, 1 Port. (130 g)	120	7,4	F
Sauce Tomaten-Mozzarella, FP, *Steinhaus*	117	8,5	F
Sauce Toscana, FP, *Steinhaus*	111	8,0	F
Sauerampfer	24	0,4	V
Sauerbraten "Rheinische Art", TK, *Eismann*, 1 Port. (250 g)	234	4,8	E
Sauerbraten mit Spätzle und Rotkohl, Menüschale, *Sonnen Bassermann*, 1 Port. (250 g)	228	4,3	EK
Sauerkirsche	53	0,5	V
Sauerkirsche, Glas	88	0,3	K
Sauerkirschkonfitüre, 1 TL	24	0	KV
Sauerkirschsaft	52	0	K
Sauerkirschsüßmost, 0,2 l	112	0	K
Sauerkraut, abgetropft	17	0,3	BV
Sauerkraut, Fix & Fertig, *Specht*	38	2,1	BV
Sauerkraut Mildessa, *Hengstenberg*	22	<0,5	BV
Sauerkrautsaft, *Rabenhorst*	10	<0,5	V
Sauermilch, 3,5 % Fett, 0,25 l	153	8,8	EF
Sauerrahm, 10 % Fett, 1 EL	31	2,5	F
Sauerrahm, extra, 18 % Fett	189	18,0	F
Sauerrahm, extra, 18 % Fett, 1 EL	47	4,5	F
Sauerteig-Extrakt, Orginal, Bio, *Vitam*	335	1,8	BE
Saure Johannisbeeren, *Bären Company*	378	<0,5	K
Saure Pommes, *Haribo*, i.D.	337	<0,5	K
Scampi	84	1,1	E
Scampi, 1 St. (10 g), geschält	8	0,1	E
Schabefleisch, Rind	110	3,0	E
Schaffleisch	222	17,2	EF
Schaffleisch, mager	141	6,8	EF
Schaffleisch, s.a. Lamm			
Schafjoghurt, Bio, *Heirler*, 1 Becher (175 g)	165	10,5	EF
Schafjoghurt, Himbeer, Bio, *Alnatura*	104	4,2	EF
Schafkäse, 40 % Fett i. Tr.	219	16,7	F
Schafkäse, 45 % Fett i. Tr.	273	22,0	EF

Lebensmittel (verzehrbarer Anteil)	Kilo-kalorien kcal	Fett g	Nährwert
Schafkäse, Ricotta, 30 % Fett i. Tr.	175	15,0	F
Schafmilch, 6 % Fett, 0,25 l	241	15,8	F
Schalotte	22	0,2	M
Schaschliksauce, *Kühne*	104	0,5	K
Schattenmorellen, 1 Glas (350 g)	200	0,1	KV
Schattenmorellen, Glas, *Natreen*	31	0,3	K
Schaumkuss, Super Dickmanns, *Storck*, 1 St. (28 g)	104	2,8	K
Schaumkuss, Dickmanns Schoko-Strolche, *Storck*, 1 St.	35	1,4	K
Schaumwein, Asti Spumante	80	0	
Schellfisch	77	0,6	E
Schellfisch, geräuchert	93	0,5	E
Schichtkäse, 10 % Fett i. Tr.	80	2,0	E
Schichtkäse, 20 % Fett i. Tr.	95	4,1	EF
Schichtkäse, Sahne-, 50 % Fett i. Tr.	175	14,5	F
Schill	85	0,7	E
Schillerlocke	302	24,1	EF
Schimmelpilzkäse, 50 % Fett i. Tr., i.D.	367	30,7	EF
Schinken, gekocht	125	3,7	E
Schinken, geräuchert (Schinkenspeck)	152	7,7	EF
Schinkenplockwurst	396	31,9	F
Schinkenspeck (geräucherter Schinken)	152	7,7	EF
Schinkenspicker, 100 % Geflügel-Mortadella, *Rügenwalder Mühle*	203	16,0	EF
Schinkenspicker, grobe Schinkenwurst, *Rügenwalder Mühle*	186	14,0	EF
Schinkenwurst, Puten-, *Höhenrainer*	168	12,0	EF
Schinkenwürstchen, *Hareico*	289	25,0	F
Schinken-Zwiebelmettwurst, *Zimbo*	151	9,0	EF
Schlagobers, s. Schlagsahne	31	3,2	F
Schlagrahm, 32 % Fett, *Weihenstephan*	316	32,0	F
Schlagsahne, 1 EL	31	3,2	F
Schlagsahne, 1 Port. (25 g)	77	7,9	F
Schlagsahne, gesüßt, 1 TL	26	2,1	FK
Schleie	77	0,7	E
Schlemmerfilet à la Bordelaise, TK, *Iglo*, 1 Port.	299	17,0	EF
Schlemmerfilet Blattspinat, TK, *Iglo*, 1 Port.	183	8,3	EF
Schlemmerfilet Champignon, TK, *Iglo*, 1 Port.	410	29,0	EF
Schlosserbuben, 1 Port.	398	14,0	FK
Schlüferli, 1 St.	95	1,0	K
Schlüterbrot	198	1,2	BK
Schlüterbrot, 1 Scheibe, 40 g	79	0,4	BK
Schmalz, Schwein/Gans, i.D.	895	99,6	F
Schmalz, Schwein/Gans, 1 EL, i.D.	161	17,9	F

Lebensmittel (verzehrbarer Anteil)	Kilo-kalorien kcal	Fett g	Nährwert
Schmalzfleisch, Dose	376	35,0	F
Schmelzflocken, Bio, *Kölln*	362	6,4	BK
Schmelzflocken, Dinkel-Hafer, Bio, *Kölln*	352	4,3	BK
Schmelzkäse, 20 % Fett i. Tr., 1 Ecke (62,5 g)	118	6,3	EF
Schmelzkäse, 45 % Fett i. Tr., 1 Ecke (62,5 g)	185	15	EF
Schmelzkäseecken, herzhafte Käse-Brotzeit, 20–30 % Fett i. Tr., *Milkana*, 1 St. (25 g)	48	3,3	EF
Schmelzkäseecken Käse-Vielfalt, 20-45 % Fett i. Tr., *Milkana*, 1 St. (25 g), i.D.	55	4,0	EF
Schmelzkäseecken Leichte Käse-Vielfalt, 20 % Fett i. Tr., *Milkana*, 1 St. (25 g), i.D.	41	2,3	EF
Schmelzkäseecken Sahne, 50 % Fett i. Tr., *Hochland*, 1 St. (25 g)	73	6,3	EF
Schmelzkäseecken, Sahne, 50 % Fett i. Tr., *Milkana*, 1 St. (25 g)	54	5,3	EF
Schnaps, s. einzelne Sorten			
Schnittlauch, gehackt, 1 EL	1	0,1	V
Schnitzel-Sahnesoße, *Thomy*	145	13,0	F
Schoko-Bananen, *Casali*, 1 St.	49	1,5	K
Schoko-Birnen-Kuchen, BM, *Aurora*	273	13,4	FK
Schokocreme Zartbitter "Choco", Bio, *Rapunzel*	605	45,2	FK

Lebensmittel (verzehrbarer Anteil)	Kilo-kalorien kcal	Fett g	Nährwert
Schokodekorblätter, Zartbitter, *Dr. Oetker*	587	43,0	FK
Schokodrink, Instant (Schokotrunk in 250 ml Milch), *Hansewappen*, 1 Tasse	198	9,1	FK
Schokoflockenkuchen, glutenfrei, BM, *Ruf*, 1 St.	212	11,8	FK
Schoko-Flockina, *Dr. Oetker*, 1 St.	159	8,1	FK
Schokokuchen, Mini-, Bio, *Alnatura*	458	25,0	FK
Schokolade, 1 St., (6 g), i.D.	33	2,1	FK
Schokolade, i.D.	550	33,3	FK
Schokolade, Alpenmilch, *Milka*	530	29,0	FK
Schokolade, Alpenmilchcreme, *Milka*	573	37,0	FK
Schokolade, dunkle Voll-Nuss, *Ritter Sport*	577	41,0	FK
Schokolade, Edel-Vollmilch, *Ritter Sport*	565	36,0	FK
Schokolade, Ganze Mandel, *Ritter Sport*	560	37,0	FK
Schokolade, Ganze Haselnuss, *Milka*	556	36,0	FK
Schokolade, Erdbeer-Joghurt, *Ritter Sport*	565	37,0	FK
Schokolade, Joghurt, *Milka*	564	36,0	FK
Schokolade, Knusperflakes, *Ritter Sport*	520	27,0	FK
Schokolade, Marzipan, *Ritter Sport*	493	27,0	FK
Schokolade, Noisette, *Milka*	549	34,0	FK

Lebensmittel (verzehrbarer Anteil)	Kilokalorien kcal	Fett g	Nährwert
Schokolade, Pfefferminz, *Ritter Sport*	493	27,0	FK
Schokolade, Trauben-Nuss, *Milka*	497	26,0	FK
Schokolade, Trauben-Nuss, *Ritter Sport*	513	28,0	FK
Schokolade, Vollmilch	531	30,0	FK
Schokolade, Weiß + Crisp, *Ritter Sport*	537	30,0	FK
Schokolade, weiße Crisp, *Nestlé*	539	29,9	FK
Schokolade, weiße Schokolade, *Milka*	532	28,0	FK
Schokoladenpudding, Gala, *Dr. Oetker*, 1 Port.	153	2,7	K
Schokoladen-Sahne-Torte, TK, *Coppenrath & Wiese*, 1 St.	365	21,9	FK
Schokoladen-Zwieback, zartbitter, *Brandt*, 1 St.	81	3,4	FK
Schokoladen-Zwieback, zartbitter, *Brandt*	455	19,0	FK
Schokomüsli, *Kölln*	406	11,0	K
Schokomüsli, 30 % weniger Zucker, *Kölln*	398	11,0	K
Schokomüsli, glutenfrei, *3 Pauly*	403	11,0	K
Schoko-Nuss-Creme, Bio, *Alnatura*	583	41,0	FK
Schokopudding mit Vanillasoße, *Müller*	106	2,4	K
Schoko-Reiswaffel, Vollmilch, Bio, *Alnatura*	481	22,0	FK
Schoko-Reiswaffeln, Vollmilch, Bio, *Dennree*	500	25,0	FK
Schoko-Reiswaffeln, Zartbitter, Bio, *Lima*	480	21,0	FK
Schoko-Split, *Eismann*, 1 Port.	109	5,7	FK
Schoko-Toffees, *Storck*, 1 St.	43	2,4	FK
Schoko-Waffelröllchen, Dinkel, Bio, *Rosengarten*	456	21,4	FK
Schoko-Wolke, BM, *Dr. Oetker*, 1 St.	217	8,5	FK
Scholle	86	1,9	E
Scholle, Pazifische, Sylter Art, TK, *Iglo*, 1 Port.	225	11,0	EF
Schollenfilet, TK, *Eismann*	87	2,0	E
Schorle, rot oder weiß, 0,25 l	95	0	K
Schupfnudeln, Schwäbische, *Bürger*	184	1,4	K
Schupfnudeln, *Settele*	169	1,3	K
Schwäbische Käsespätzle, Wirtshaus, *Maggi*, 1 Port.	234	5,2	K
Schwämme (Pilze), getr., 10 g, i.D.	8	0,2	BE
Schwammerl, i.D.	16	0,5	BM
Schwartenmagen, i.D.	180	17,0	F
Schwarzbrot mit Teff, glutenfrei, *3 Pauly*, 1 Scheibe	140	2,9	BK
Schwarze Johannisbeere-Fruchtaufstrich, 30 % weniger Kalorien, *Schneekoppe*	169	0,1	K
Schwarzer Tee	0	0	M
Schwarzwälder Kirschtorte, 1 St. (135 g)	451	20,3	FK
Schwarzwälder Kirschtorte, TK, *Coppenrath & Wiese*, 1 St.	317	15,1	FK

Lebensmittel (verzehrbarer Anteil)	Kilokalorien kcal	Fett g	Nährwert
Schwarz-Weiß-Gebäck, Frischteig, gebacken, *Nestlé*	526	28,0	FK
Schwarzwurzel	18	0,4	MV
Schwedenmilch, Bio, *Heirler*, 1 Becher (500 g)	310	17,5	EF
Schwedensalat, mit Tofu, *Vitaquell*	257	23,0	EF
Schweinebacke	541	55,5	F
Schweinebauch	299	26,0	F
Schweinebraten, rustikal Schlemmermenü, *Bofrost*, 1 Port.	356	10,0	EK
Schweinebratensoße, *Maggi*, 1 Port. (100 ml)	38	2,3	FK
Schweinefilet	104	2,0	E
Schweinefleisch, Bug, Schulter	217	16,5	EF
Schweinefleisch, Flomen (Bauchfett)	854	94,4	F
Schweinefleisch, Hals, Kamm	191	13,8	EF
Schweinefleisch, Schlegel, Keule	274	22,9	F
Schweinegeschnetzeltes	108	4,0	E
Schweinegulaschtopf mit Nudeln, *Buss*	85	2,7	EK
Schweinehaxe, hintere (Eisbein)	186	12,2	EF
Schweinehaxe, vordere	179	10,8	EF
Schweineherz	97	2,6	E
Schweinekopf	301	26,6	F
Schweinekotelett	150	5,2	EF
Schweineleber	129	4,5	EF
Schweinemett	279	22,5	EF
Schweineniere	96	3,2	E
Schweineoberschale	106	1,9	E
Schweinerücken	133	5,0	EF
Schweineschmalz, 1 EL	176	20,0	F
Schweineschnitzel	106	1,9	E
Schweinezunge	158	10,3	EF
Schweinswürstchen, 1 Paar (70 g)	205	19,8	F
Schweizer Bio-Müesli Beeren-Crunch, Bio, *Familia*	412	10,0	BK
Schweizer Bio-Müesli Simply Kakao-Ahorn, Bio, *Familia*	439	15,0	BK
Schwertfisch	116	4,0	EF
Schweser	101	3,4	EF
Schwip Schwap, Cola + Orange, *Pepsi*, 0,25 l	98	0	K
Schwip Schwap, Cola + Orange ohne Zucker, *Pepsi*, 0,25 l	4	0	
Scotch Whisky, 40 %, 4 cl	101	0	
Sechs-Korn-Brot, BM, *Aurora*	251	2,0	EK
Seeaal, geräuchert	167	7,1	EF
Seehecht	94	2,5	E
Seehechtfilet in Dillsauce, Menüschale, *Sonnen Bassermann*, 1 Port.	264	10,4	EF
Seelachs (Köhler)	81	0,9	E
Seelachs, geräuchert	99	0,8	E
Seelachs, Knusper Minis, TK, *Frosta*, 1 St.	38	1,3	EK
Seelachs in Öl, abgetropft	150	8,0	EF
Seemanns-Schmaus, TK, *Iglo*, 1 St.	190	11,3	EF

Lebensmittel (verzehrbarer Anteil)	Kilokalorien kcal	Fett g	Nährwert
Seeteufel	66	0,7	E
Seewolf	93	2,8	E
Seezunge	82	1,4	E
Seitan natur, Bio, *Alberts*	139	0,7	E
Sekt, halbtrocken	80	0	
Sekt, süß, i. D.	121	0	
Sekt, trocken	75	0	
Selchkarré	315	28,0	F
Selchspeck	621	65,0	F
Sellerie, Dose	14	0,3	BM
Sellerie, Knollen-	19	0,3	BM
Sellerie, Stauden-	17	0,2	BV
Selleriesalat, *Hengstenberg*	48	0,2	B
Selleriesalat, leicht, *Kühne*	28	0,2	B
Selleriesalat, *Specht*	34	0,2	B
Semmel, 1 St. (30 g)	82	0,6	K
Semmelbrösel, i. D.	358	2,1	K
Semmelbrösel, 1 EL	54	0,3	K
Semmelknödel im Kochbeutel, FP, *Pfanni*, 1 Port., 2 St.	268	7,0	K
Semmelmehl, 1 EL, i. D.	35	0,2	K
Senf, Delikatess-, *Thomy*	117	7,0	F
Senf, Ganzkorn, Bio, *Zwergenwiese*	147	9,9	F
Senf, scharf, *Thomy*	179	11,8	F
Senf, süß, *Thomy*	184	6,3	K
Senf, süß, Bio, *Zwergenwiese*	266	7,8	K
Senfgurken, *Specht*	44	0,2	K
Sepia, Tintenfisch	73	0,9	E
Sesam-Knäckebrot, *Wasa*, 1 Scheibe	54	1,3	K

Lebensmittel (verzehrbarer Anteil)	Kilokalorien kcal	Fett g	Nährwert
Sesam-Krokantriegel, Bio, *Alnatura*, 1 St.	136	7,0	FK
Sesamöl	900	100	FV
Sesamöl, 1 EL	90	10,0	FV
Sesamöl, *Mazola*	813	92,0	FV
Sesamöl, nativ, Bio, *Naturata*	900	100	FV
Sesamsamen, 1 EL	57	5,0	F
Sharonfrucht	70	0,3	V
Sherry cream, 5 cl	70	0	
Sherry dry, 5 cl	59	0	
Sherry medium, 5 cl	59	0	
Shiitake-Pilz, frisch	42	0,2	B
Shrimps, *Gosch*	102	1,7	E
Shrimps, ausgelöst	89	1,4	E
Side Car, 8 cl	159	0	
Silberzwiebel, eingelegt, 1 St.	2	0	
Simonsbrot	188	1,0	B
Simonsbrot, 1 Scheibe (40 g)	75	0,4	B
Skittles, Fruits, *Wrigley*, 1 Pkg. (45 g)	182	1,9	K
Slibovitz, 38 %, 2 cl	50	0	
Smacks, *Kellogg's*, 1 Port. (30 g + 125 ml fettarme Milch)	174	4,3	K
Smarties, *Nestlé*	479	19,6	FK
Smarties, *Nestlé*, 1 Port. (20 g)	96	3,9	FK
Smarties Mini, *Nestlé*, 1 Pkg.	69	2,8	FK
Smarties Pop up Eiscreme, *Schöller*, 1 St.	109	3,9	FK
Smiles, TK, *McCain*	195	8,5	FK
Smoothie Ananas-Banane-Kokosnuss, *Innocent*, 1 Becher	167	1,8	KMV

Lebensmittel (verzehrbarer Anteil)	Kilokalorien kcal	Fett g	Nährwert
Smoothie Beerenfrucht, Bio, *Alnatura*, 1 Becher, 330 ml	152	1,7	KV
Smoothie Berry Good, *Innocent*, 1 Flasche (250 ml)	137	0	K
Smoothie Granatenstark, *Innocent*, 1 Flasche (250 ml)	155	0	K
Smoothie Pink, *TrueFruits*, 1 Flasche (250 ml)	133	0	K
Smoothie Mango-Banane, Bio, *Alnatura*, 1 Becher (330 ml)	175	1,7	KV
Smoothie Orange-Karotte-Mango, *Innocent*, 1 Becher (250 ml)	153	5,0	KV
Snickers, *Mars*, 1 St. (50 g)	241	11,3	FK
Snickers Eisriegel, *Mars*, 1 St.	179	10,3	FK
Sodawasser	0	0	
Soft Cake Himbeer, *Griesson*, 1 St.	95	2,5	K
Soft Cake Orange, *Griesson*, 1 St.	95	2,5	K
Softeis, 1 Port. (50 g)	59	1,1	K
Soja Cuisine, *Alpro Soja*	151	15,0	F
Soja Cuisine Light, *Alpro Soja*	62	4,7	F
Sojabohnen, roh	330	18,3	EF
Sojabohnensprossen	50	1,0	MV
Sojabohnensprossen, Dose	39	1,0	
Sojabrot, 1 Scheibe (40 g)	144	9,3	EF
Sojabrotaufstrich, 70 % Fett, *Sojola*	630	70,0	F
Sojadessert, Karamell, Bio, *Provamel*, 1 Becher	113	2,3	K
Sojadessert, Kokos-Schokolade, Bio, *Provamel*, 1 Becher	130	4,0	K
Sojadessert, Schokolade feinherb, *Alpro Soja*, 1 Becher	118	2,9	EK
Sojadessert, Schokolade mildfein, *Alpro Soja*, 1 Becher	104	2,4	EK
Sojadessert, Vanille, *Alpro Soja*, 1 Becher	105	2,3	EK
Sojadrink, light, fresh, *Alpro Soja*	29	1,2	EK
Sojadrink, natural, Bio, *Natumi*	41	2,1	E
Sojadrink, Original mit Calcium, *Alpro Soja*	39	1,8	EK
Sojadrink, Schokolade, *Alpro Soja*	60	1,8	EK
Sojadrink, ungesüßt, *Alpro Soja*	33	1,8	E
Sojadrink, Vanille, *Alpro Soja*	54	1,7	EK
Soja-Eis, Bourbon-Vanille, *Rewe Beste Wahl* (100 g)	198	10,5	FK
Soja-Eis, Schokolade mit Nüssen, *Rewe Beste Wahl* (100 g)	248	15,2	FK
Sojafilet, paniert, *Eden*	161	4,3	EK
Sojafleisch, Trocken, i.D.	251	2,2	BE
Sojaflocken, 1 EL	42	2,5	EF
Soja-Halbfettmargarine, *Sojola*	360	40,0	F
Soja-Joghurtalternative, natur, *Alpro Soja*	50	2,3	EF
Soja-Joghurtalternative, Pfirsich, *Alpro Soja*	76	1,9	EK

Lebensmittel (verzehrbarer Anteil)	Kilokalorien kcal	Fett g	Nährwert
Sojakäse, Tofu	85	4,8	EF
Sojamehl	360	20,6	EF
Sojamilch, 0,2 l	54	1,7	EF
Sojaöl, Bio, *Vitaquell*	900	100	F
Sojaöl, Bio, *Vitaquell*, 1 EL	90	10,0	F
Sojapflanzenfleisch, Trocken	249	2,2	BE
Sojasauce, 1 EL, i. D.	10	0	E
Soja-Schnetzel, grob, Bio, *Dennree*	347	3,0	E
Sojasprossen	50	1,0	MV
Sojawurst, i.D.	292	25,4	EF
Solero Exotic, *Langnese*, 1 St.	98	2,1	K
Solero Strawberry Smoothie, *Langnese*, 1 St.	49	‹0,5	K
Sommergemüse, TK, Bio, *Alnatura*	34	‹0,5	MV
Sonne & Olive, *Thomy*	825	92,0	F
Sonnenblumenkernbrötchen, *Kamps*, 1 St.	261	6,1	EK
Sonnenblumenkerne	580	49,0	FV
Sonnenblumenkerne, 1 EL (15 g)	87	7,4	FV
Sonnenblumenöl	900	100	F
Sonnenblumenöl, 1 EL	90	10,0	F
Soße zu Braten, *Maggi*, 1 Port. (100 ml)	29	1,0	K
Sour cream, mit Frühlingskräutern, *Milram*	148	10,9	E
Spaghetti, roh	348	1,2	K
Spaghetti Bolognese, FP, *Weight Watchers*, 1 Port. (350 g)	284	2,5	EK
Spaghetti Carbonara, FP, *Knorr*, 1 Port.	340	8,0	K
Spaghetti Wildlachs, TK, *Eismann*, 1 Port. (300 g)	365	13,2	EK
Spaghettieis-Becher, *Eismann*, 1 Port.	197	8,8	FK
Spargel	18	0,2	MV
Spargel, Dose	13	0,1	MV
Spargelabschnitte, *Belsun*	17	0,5	MV
Spargelcremesuppe, *Buss*	54	3,9	FK
Spargelcremesuppe, *Erasco*, 1 Port. (250 ml)	106	8,1	FK
Spargelcremesuppe, *Knorr*, 1 Port. (250 ml)	93	5,8	FK
Spargelcremesuppe, fettarm, *Maggi*, ¼ l	75	1,7	K
Spargelköpfe, *Küstengold*	14	0,1	MV
Spätzle, *Birkel*	361	2,5	EK
Spätzletopf mit Linsen, *Erasco*, 1 Port. (400 g)	216	2,0	EK
Spätzle, *Hilcona*	176	3,6	K
Special K Classic, *Kellogg's*, 1 Port. (30 g + 125 ml fettarme Milch)	172	2,4	K
Speck, durchwachsen	322	29,2	F
Speisestärke, 1 TL	18	+	K
Speisestärke, Weizenstärke	347	0,1	K
Spekulatius, glutenfrei, *Schär*, 1 St. (10 g)	46	1,6	FK
Spekulatius aus Mürbeteig, 1 St.	51	2,6	FK
Spiegelei, 1 St., i.D.	122	10,3	F

Lebensmittel (verzehrbarer Anteil)	Kilo-kalorien kcal	Fett g	Nährwert
Spinat	16	0,3	BV
Spinat, jung, TK, *Iglo*, 1 Port. (150 g)	33	0,6	BV
Spinat, Rahm-, TK, *Iglo*, 1 Port. (170 g)	92	4,4	FV
Spinat-Cashew-Taschen, Bio, *Alnatura*	245	15,0	FK
Spiralen, 7 Hühnchen, *Birkel*	358	2,0	EK
Spirli-Nudeln, *Erasco*, 1 Port. (400 g)	260	4,8	K
Spitzkohl	23	0,3	BV
Sprite, *Coca-Cola*, 0,25 l	93	0	K
Spritzgebäck, 1 St. (10 g)	51	3,0	FK
Sprossen, Getreide-, i.D.	68	0,4	KM
Sprotte	216	16,6	EF
Sprotte, geräuchert	243	18,4	EF
Squash	26	0,2	MV
Stachelbeere	37	0,2	BV
Stangenkäse, Doppelrahmstufe	377	34,7	F
Starkbier, 0,5 l	300	0	K
Stärkemehl	347	0,1	K
Stärkemehl, 1 TL	17	0	K
Staubzucker	400	0	K
Staubzucker, 1 EL	40	0	K
Staubzucker, 1 TL	20	0	K
Staudensellerie	15	0,2	BV
Steakhouse-Pfanne, TK, *Frosta*	124	5,2	FK
Steaklets, TK, *Iglo*, 1 Port. (2 St., 150 g)	275	16,5	EF
Steaksoße, *Kühne*	99	0,1	K
Steckmuschel	54	1,3	E
Steckrübe	29	0,2	BV
Steckrübentopf, *Buss*	47	1,5	K
Steinbeißer	80	2,5	E
Steinbeißer, geräuchert	124	3,6	E
Steinbutt	82	1,7	E
Steinmetzbrot	209	0,8	B
Steinmetzbrot, 1 Scheibe (40 g)	84	0,3	B
Steinpilz	27	0,4	BE
Steinpilz, getr., 10 g	16	0,3	B
Steinpilzcremesuppe, *Lacroix*, 1 Port. (200 ml)	114	6,4	FK
Steinpilz-Hefebrühe, zubereitet, *Vitam*	6	0,4	
Stelze, Schweinshaxe	186	12,2	EF
Sternchensuppe, *Knorr*, 1 Port. (250 ml)	100	1,0	K
Stevia Streusüße, *Natreen*, 1 TL	3	0	K
Stielmus	24	0,3	KV
Stockfisch	339	2,5	E
Streich, Brotzeit, Bio, *Zwergenwiese*	290	27,0	F
Streich, Curry, Bio, *Zwergenwiese*	321	30,0	F
Streich, Rote Bete-Meerettich, Bio, *Zwergenwiese*	243	21,0	F
Streich, Rucola, Bio, *Zwergenwiese*	312	30,0	F
Streich, Schnittlauch, Bio, *Zwergenwiese*	349	30,0	F
Streich, Shiitake, Bio, *Zwergenwiese*	240	22,0	F
Streichcreme Aubergine, Bio, *Alnatura*	282	26,0	F
Streich's drauf, Bruschesto, Bio, *Zwergenwiese*	279	25,0	F

Lebensmittel (verzehrbarer Anteil)	Kilokalorien kcal	Fett g	Nährwert
Streich's drauf, Chilinake, Bio, *Zwergenwiese*	206	18,0	F
Streich's drauf, Tomesan, Bio, *Zwergenwiese*	273	26,0	F
Streuselkuchen, BM, *Dr. Oetker*, 1 St.	250	8,1	K
Streusüße, *Canderel*, 1 TL (0,5 g)	2	0	
Studentenfutter, Bio, *Naturata*, 1 Port. (30 g)	147	8,7	FK
Studentenfutter original, *Ültje*, 1 Port. (30 g)	161	11,0	FK
Studentenfutter, *Seeberger*, 1 Port. (30 g)	149	9,6	FK
Studentenfutter süß & salzig, *Ültje*, 1 Port. (30 g)	168	12,0	FK
Südwein, 5 cl, i.D.	68	0	
Sultaninen	304	0,6	BK
Sultaninen, 1 EL	30	0,1	BK
Sülzwurst	171	8,3	EF
Suppe, gebunden (Beutel), 1 Port. (250 g), i.D.	129	7,2	F
Suppe, gebunden (Dose), 1 Port., i.D.	129	7,2	F
Suppe, kalorienarm, 1 Port., i.D.	55	1,0	
Suppe, s. a. einzelne Sorten			
Suppengemüse, TK, *Iglo*	30	0,5	B
Suppengemüse mit Gemüsebrühe, TK, *Iglo*	123	11,0	F
Suppengrün, frisch	24	0,3	V
Suppenmaultaschen, *Bürger*	214	4,4	K
Suppenmaultaschen mit Gemüse, *Bürger*	200	2,8	K
Surspeck	313	28,0	F
Süsette (Cyclamat)	0	0	
Sushi, TK, *Eismann*, 1 Port. (157 g)	252	3,4	K
Süße flüssig, *Natreen*, 8 Tropfen	0	0	
Süße Mäuse, Schaumzucker, *Haribo*, i.D.	363	‹0,5	K
Süße Tabletten, *Natreen*, 1 St.	0	0	
Süße zum Streuen, *Natreen*, 1 TL	2	0	
Süßkirschen, Glas, *Natreen*	40	‹0,5	K
Süßmost, 0,2 l, i.D.	160	0	K
Süßungsmittel Apfeldicksaft, Bio, *Beutelsbacher*	342	0,7	K
Süßungsmittel Birnendicksaft, Bio, *Beutelsbacher*	286	0,8	K
Swiss Müesli Classic, *Emmi*	103	2,0	K
Sylter Happen, mit Porree und Zwiebeln, *Homann*	223	17,0	F
Tabasco, 1 TL	0	0	
Taccos, *Chio*	477	21,0	FK
Tacitos Tortilla-Chips, Tomate-Chili, *Lorenz*	499	25,0	FK
Tafeltrauben	67	0,3	M
Tafelwasser	0	0	
Tagliatelle, *Hilcona*	282	1,8	K
Tagliatelle-Pilz-Pfanne, TK, *Iglo*, 1 Port. (450 g)	795	14,0	K

Lebensmittel (verzehrbarer Anteil)	Kilokalorien kcal	Fett g	Nährwert
Tagliatelle Wildlachs, TK, *Frosta*	104	3,6	FK
Taleggio, *Galbani*	315	26,2	EF
Talg, Hammel-	734	81,3	F
Talg, Rinder-	896	99,5	F
Tamarillo, 1 St. (80 g)	47	0,6	V
Tamarinde, 25 g	60	0	BK
Tangerine	46	0,3	V
Tangerine, 1 St. (50 g)	23	0,2	V
Tapiokastärke, 1 EL	52	0,6	K
Taro, Wasserbrotwurzel	109	0,2	B
Tatar, Rindfleisch	112	3,0	E
Taube	169	9,5	EF
Tee	0	0	M
Teegrog, 0,2 l	131	0	K
Teelikör, 35 %, 2 cl	59	0,1	K
Teepunsch, 0,2 l	131	0	K
Teewurst, fein, *Du darfst*	310	27,0	F
Teewurst, fein, *Rügenwalder Mühle*	425	41,0	F
Teewurst, grob, *Du darfst*	310	27,0	EF
Teewurst, grob, *Rügenwalder Mühle*	334	30,0	F
Teigwaren, Eier-, gekocht (= 30 g roh)	106	0,8	K
Teigwaren, Eier-, roh	354	2,8	K
Teigwaren, eifrei, gekocht (= 30 g roh)	39	0,1	K
Teigwaren, eifrei, roh	362	1,2	K
Teigwaren, glutenfrei, ohne Ei, *Schär*, i.D.	355	0,1	K
Tempeh, Bio, *Nagel*	165	9,2	E
Tequila, 38 %, 2 cl	38	0	
Tête de Moine, 50 % Fett i. Tr.	386	32,0	EF
Thai Curry, Becher, *Du darfst*, 1 Port. (380 g)	395	19,4	EF
Thailändische Gemüsesuppe, Leichter Genuss, *Sonnen Bassermann*	26	0,6	
Thai-Suppe Bangkok, *Buss*	34	1,4	
Thousand Islands Dressing, *Kühne*	212	16,0	FK
Thunfisch, frisch	226	15,5	EF
Thunfisch in Öl	283	20,9	EF
Thunfischsalat, fein, *Homann*	279	24,3	EF
Thymian, 1 EL	9	0,3	
Tiefseehummer	81	1,9	E
Tilapiafilet "Limona", paniert, TK, *Bofrost*	190	8,8	EF
Tilsiter, 16 % Fett absolut	256	16,0	EF
Tilsiter, 30 % Fett i. Tr., 20 g	52	3,2	EF
Tilsiter, 45 % Fett i. Tr., 20 g	66	5,1	EF
Tintenfisch	73	0,9	E
Tintenfischringe in Knusperpanade, TK, *Costa*, 1 Port. (125 g)	309	15,5	FK
Tiramisu, Bio, *Weißenhorner*, 1 Becher	328	25,1	FK
Toblerone, dunkel	535	32,5	FK
Toblerone, Milch	535	29,5	FK
Toblerone, weiß	535	29,5	FK
Toffifee, *Storck*, 1 St.	43	2,4	FK
Tofu	85	4,8	E
Tofubratlinge Dinkel, Bio, *Alnatura*	263	18,0	EF
Tofu-Bratwurst, *Vitaquell*, 1 St. (80 g)	68	6,2	EF
Tokaji Aszu, 3-buttig, 5 cl	60	0	

Lebensmittel (verzehrbarer Anteil)	Kilokalorien kcal	Fett g	Nährwert
Tokaji Aszu, 4-buttig, 5 cl	87	0	
Tokayer, 5 cl, i.D.	76	0	
Tom Collins (5 cl Gin), 0,2 l	195	0	K
Tomate	17	0,2	V
Tomate, 1 St. (50 g)	8	0,1	V
Tomate, Dose	19	0,2	V
Tomate, getr., in Öl, *Alnatura*	470	46,0	F
Tomaten, getrocknet, gesalzen, ohne Öl, Bio, *enerbio*	188	1,3	K
Tomaten, passiert, *Oro di Parma*	31	‹0,5	V
Tomaten, stückig, *Oro di Parma*	23	‹0,5	V
Tomatencremesuppe, *Buss*, 1/4 l	165	9,0	VK
Tomatencremesuppe, *Erasco*, 1 Port. (260 ml)	125	4,2	VK
Tomatencremesuppe, *Maggi*, 1/4 l	70	0,7	K
Tomatenketchup, 1 EL, i.D.	19	+	K
Tomatenketchup, *Kraft*	139	0,3	K
Tomatenketchup, 50 % weniger Zucker und Salz, *Heinz*	64	0,1	K
Tomatenmark, 1 EL	10	0,1	K
Tomatenmark, 3-fach konzentriert, *Oro di Parma*	113	0,6	K
Tomatensaft	17	0	V
Tomatensauce, Kinder-, Bio, *Zwergenwiese*	101	4,8	FK
Tomatensauce Arrabbiata, Bio, *Zwergenwiese*	29	‹0,5	KV
Tomatensauce Mozzarella, *Buitoni*	125	9,8	F
Tomatensauce Napoli, Bio, *Zwergenwiese*	81	4,5	FK
Tomatensauce Ricotta, Bio, *Alnatura*	87	2,9	FK
Tomatensauce Vegetarische Bolognese, Bio, *Zwergenwiese*	72	1,2	EK
Tomatensoße, gebunden, 1/4 l	149	4,8	F
Tomatensuppe mit Reis, Meisterklasse, *Maggi*, 1/4 l	89	0,4	K
Tomatensuppe Toscana, *Knorr*, 1 Port. (250 ml)	110	3,5	K
Tomato al Gusto Basilikum, *Knorr*	26	‹0,5	K
Tomato al Gusto Kräuter, *Knorr*	33	0,8	K
Tomato al Gusto, Napoli, FP, *Knorr*, 1 Port. (125 ml)	63	2,3	K
Tomato al Gusto Tomaten-Bolognese, *Knorr*	66	2,8	FK
Tonic Water, *Schweppes*	32	0	K
Topfen, 20 % Fett i. Tr.	109	5,1	EF
Topfen, 20 % Fett i. Tr., 1 EL (20 g)	22	1,0	EF
Topfen, 40 % Fett i. Tr.	159	11,0	EF
Topfen, 40 % Fett i. Tr., 1 EL (20 g)	32	2,3	EF
Topfen, mager	73	0,3	E
Topfen, mager, 1 EL	14,6	0,1	E
Topfinito Kartoffelsuppe mit Würstchen, *Maggi*, 1 Port. (380 g)	338	19,4	FK

Lebensmittel (verzehrbarer Anteil)	Kilokalorien kcal	Fett g	Nährwert
Topinambur	30	0,4	B
Toppas, *Kellogg's*, 1 Port. (40 g + 125 ml fettarme Milch)	205	2,7	K
Torfbeere	36	0,7	V
Tortelet, 25 g	124	5,9	FK
Tortelloni 4 Formaggi, *Hilcona*, 1 Port. (250 g)	478	7,8	K
Tortelloni Carne, *Hilcona*, 1 Port. (250 g)	476	9,3	EK
Tortelloni Pomodoro e Mozzarella, *Hilcona*, 1 Port. (250 g)	423	3,8	K
Tortelloni Ricotta e Spinaci, *Hilcona*, 1 Port. (250 g)	472	8,3	K
Tortencreme, Erdbeer-Sahne, FP, *Dr. Oetker*	251	21,0	FK
Tortenguss fix, FP, *Dr. Oetker*, i.D.	62	0	K
Tortenpfirsiche in Schnitten, gezuckert, *Edeka*	81	0,1	K
Tortilla Chips, *Chio*, i.D.	483	22,0	FK
Tortilla Española, Mini, *Steinhaus*, 1 St. (200 g)	326	20,8	FK
Toskana-Bällchen, vegetarisch, Bio, *Alnatura*	206	7,9	FK
Trappistenkäse, 45 % Fett i. Tr.	342	26,8	EF
Traubenkernöl, kaltgepresst, Bio, *Vitaquell*	900	100	F
Traubensaft, 0,2 l	124	0	KV
Traubensaft, frisch gepresst, 0,2 l	138	0,5	KV
Traubenzucker, 1 EL	60	0	K
Traubenzucker, 1 Täfelchen (5 g)	20	0	K
Trinkbranntwein, 39 %, 2 cl, i.D.	40	0	
Trockenbeerenauslese, i.D.	98	0	
Trockeneigelb, 10 g	67	5,9	F
Trockeneiweiß, 10 g	34	0	E
Trockenhefe, 7 g	20	0,1	
Trockenkartoffel	319	0,5	BK
Trockenobst, i.D.	312	0,7	BK
Trockenpflaume, entsteint	222	0,6	BK
Trockenpflaume, 1 St.	18	0	BK
Trockenvollei, 10 g	59	4,2	EF
Tropenfrüchte, *Katjes*	341	0,2	K
Tropifrutti, *Haribo*, i.D.	349	<0,5	K
Trüffel	27	0,5	B
Trüffelleberwurst	321	28,6	F
Trüffelpraline, 1 St.	62	4,1	FK
Truthahn	157	8,5	EF
Truthahn, s.a. Pute			
Tuc Crackers, CHEESE, *Griesson*, 1 St.	18	0,8	FK
Tuc Crackers, Classic, *Griesson*, 1 St.	17	0,7	FK
Tuc Crackers, Paprika, *Griesson*, 1 St.	18	0,8	K
Twix, *Mars*, 1 St. (25 g)	124	6,0	FK
Twix, minis, *Mars*, 1 St. (10 g)	50	2,4	FK
Twix-Eisriegel, *Mars*, 1 St.	123	6,2	FK
Tzatziki-Sauce, *Kühne*	179	16,0	F
Überguss, Schokolade	562	34,5	FK
Underberg, 44 %, 2 cl	51	0	
Urkorn-Müsli, Beeren, Bio, *Verival*	358	4,6	BK
Urkorn-Müsli, Nuss, Bio, *Verival*	383	13,0	BK

Lebensmittel (verzehrbarer Anteil)	Kilo-kalorien kcal	Fett g	Nährwert
Ur-Süße, Bio, *Granovita*	376	0	K
Valess Schnitzel, 1 St.	166	6,7	EK
Valess Tomate-Mozzarella, 1 St.	189	7,3	FK
Vanilleflammeri, 1 Port.	188	6,3	FK
Vanillekipferl, Reis-, glutenfrei, *Werz*	438	20,2	FK
Vanillekipferlteig, Frischteig, gebacken, *Tante Fanny*	501	30,0	FK
Vanilleschote, Bio, Bourbon, *Naturata*	233	2,7	K
Vanilletraum, *Ehrmann*, i.D.	114	4,0	K
Vanillezucker, Bourbon-, *Naturata*, 1 Päckchen (8 g)	31	0	K
Vanillinzucker, *Dr. Oetker*, 1 Päckchen (8 g)	32	0	K
Vegane Leberwurst, *Granovita*	271	21,0	EF
Vegetabile Pasteten, Bio, *Tartex*, i.D.	281	23,7	F
Vegetabile Sauce, Barbecue, Bio, *Naturata*	136	1,0	K
Vegetarische Bolognese Gemüse, Bio, *Alnatura*	95	4,0	K
Vegetarische Frankfurter, Seitan, Bio, *Alnatura*, 1 St.	132	6,0	EF
Vegetarische Salami, Bio, *Heirler*	216	11,4	EF
Vegetarische Streichwurst Wie feine Leberwurst, *Vitam*	317	27,9	EF
Vegetarische Wiener, *Granovita*	252	20,0	EF
Vegetarisches Schmalztöpfle, Bio, *Tartex*	824	89,0	F

Lebensmittel (verzehrbarer Anteil)	Kilo-kalorien kcal	Fett g	Nährwert
Vegane Bratwurst, *Granovita*	224	11,7	EF
Vegane Brotaufstriche, soo cremig, Bio, *Tartex*, i.D.	354	33,0	F
Vegane Leberwurst, *Vantastic Foods*	242	18,0	EF
Vegane Tassenmahlzeit orientalisch, Bio, *Tartex*, 1 Port.	122	1,7	EK
Veganes Thai Curry, Bio, *Tartex*, 1 Port.	82	1,6	EK
Veggie-Aufschnitt Kräuter, Bio, *Alnatura*	211	13,0	EF
Veggie-Schmalz, Pflanzlich, Bio, *Vitaquell*	821	86,0	F
Veltliner, grüner, 0,25 l	154	0	
Verlorene Eier, 1 Port. (2 St.)	182	13,2	EF
Viennetta Eiscreme, *Langnese*, 1 Port., i.D.	130	7,7	FK
Vier-Korn-Waffeln, Bio, *Bjorg*	383	2,6	K
Vitaburger, *Granovita*	256	13,0	EF
Vita-Flakes, *Schneekoppe*	370	0,9	K
Vitagen, Pflanzenfett, Bio, *Vitaquell*	900	100	F
Vitalis Früchtemüsli, *Dr. Oetker*, 1 Port. (40 g + 60 ml fettarme Milch)	165	2,1	BK
Vitalis Knuspermüsli Flakes + Mandeln, *Dr. Oetker*, 1 Port. (40 g + 60 ml fettarme Milch)	206	6,1	K
Vitalis Mulitkorn-Müsli Apfel & Cranberry, *Dr. Oetker*, 1 Port. (40 g + 60 ml fettarme Milch)	186	4,5	BK

Lebensmittel (verzehrbarer Anteil)	Kilokalorien kcal	Fett g	Nährwert
Vitalis Schokomüsli klassisch, *Dr. Oetker*, 1 Port. (40 g + 60 ml fettarme Milch)	195	5,8	K
Vitalis weniger süß Knuspermüsli pur, *Dr. Oetker*, 1 Port. (40 g + 60 ml fettarme Milch)	204	7,1	FK
Vitalis weniger süß Schokomüsli, *Dr. Oetker*, 1 Port. (40 g + 60 ml fettarme Milch)	191	5,6	K
Vitasur Apfelessig-Kur, *Kühne*	58	<0,1	K
Vitazell, Diät-Pflanzenmargarine, *Vitaquell*	720	80,0	F
Vogelbeere (Ebereschenfrucht)	85	0	MV
Vollkornbrot, Bäuerliches, *Lieken Urkorn*, 1 Scheibe	78	0,4	BK
Vollkornbrot, glutenfrei, *Schär*, 1 Scheibe	117	3,5	K
Vollkornbrot mit Sonnenblumenkernen	243	6,7	BK
Vollkornbrot mit Sonnenblumenkernen, 1 Scheibe (40 g)	97	2,7	BK
Vollkornbrötchen, 1 St., i.D.	128	1,0	BK
Vollkorn-Butter-Mandel-Keks, *3 Pauly*	489	26,0	FK
Vollkorn-Hafele-Keks, *3 Pauly*	501	29,0	FK
Vollkornkeks	438	15,0	FK
Vollkorn-Knäckebrot, mit Dinkel, Bio, *Naturata*	345	2,0	BK
Vollkornnudeln, *Birkel*	350	2,8	EK
Vollkornreis	345	2,2	BK
Vollkornschrotbrot, Roggen-, 1 Scheibe (50 g)	103	0,5	B
Vollkornspätzle, Dinkel-, *Alb Gold*	360	4,2	EK
Vollkorn-Weizen-Sandwich, *Lieken Urkorn*, 1 Scheibe	96	1,7	K
Vollkornzwieback, *Brandt*	383	6,0	BK
Vollkornzwieback, *Brandt*, 1 St.	36	0,6	BK
Vollmilch, 3,5 % Fett, 1 Glas (0,2 l)	128	7,0	EF
Vollmilch-Joghurt, 3,5 % Fett	64	3,5	EF
Vollmilchpulver, 1 EL	49	2,6	EF
Vollrahm, 35 % Fett	348	36,0	F
Vollrahm, 35 % Fett, 1 EL	35	3,6	F
Vollrohrzucker, Bio, *Alnatura*	380	0	K
Vollwertkruste, BM, *Aurora*	239	1,6	BK
Vorzugsmilch, 3,8 % Fett, 0,25 l	168	9,5	EF
Wacholderschinken, *Zimmermann*	129	5,0	E
Wacholderschinken, Puten-, *Höhenrainer*	126	5,5	EF
Wacholderschnaps, 32 %, 2 cl	40	0	
Wachsbohnen	32	0,2	BV
Wachsbrechbohnen, *Bonduelle*	23	0,3	B
Wachtel	111	2,3	E

Lebensmittel (verzehrbarer Anteil)	Kilo-kalorien kcal	Fett g	Nährwert
Wackelpudding, Himbeer, *Müller*, 1 Becher	91	0	K
Wackelpudding, Waldmeister, *Müller*, 1 Becher	80	0	K
Waffeletten, Vollmilch, *Bahlsen*	542	31,0	FK
Waffeln-Teig-Mix in der Shakerflasche, FP, *Mondamin*, 1 Port. (110 g)	212	2,4	FK
Waldheidelbeere pur, Muttersaft, Bio, *Voelkel*	40	0,1	KV
Waldhonig	306	0	K
Waldhonig, 1 TL	31	0	K
Waller	163	11,3	EF
Walliser Roggenbrot	208	1,1	B
Walnuss	663	62,5	FV
Walnuss, 5 St. (20 g)	133	12,5	FV
Walnuss, kandiert	471	21,9	FK
Walnussessig, *Hengstenberg*	21	0	
Walnuss-Käsepastete, 50 % Fett i. Tr.	326	28,5	EF
Walnussöl, 1 EL	90	10,0	FV
Walnussöl, *Vitaquell*	900	100	FV
Wasabi-Erdnüsse, *Lorenz*, 1 Port. (30 g)	161	10,0	K
Wasser	0	0	
Wasserkastanie	64	0,3	BK
Wassermelone	37	0,2	M
Wedges, TK, Bio, *Dennree*	155	3,5	K
Wegerich, Breit-	25	0,4	BM
Weggli, 1 St. (30 g)	89	2,6	K
Weichsel	53	0,5	V
Weichsel, Glas	83	0,2	K

Lebensmittel (verzehrbarer Anteil)	Kilo-kalorien kcal	Fett g	Nährwert
Weichselkonfitüre, 1 TL	23	+	K
Weichselkonfitüre, kalorienarm, 1 TL	12	+	K
Weihnachtsstollen, i.D.	416	18,9	FK
Weinbeeren, getr.	299	0,8	BK
Weinbergschnecke	64	0,4	E
Weinbrand, 38 %, 2 cl	50	0	
Weinbrandkirsche, 1 St.	58	1,1	K
Weinessig, 1 EL	3	0	
Weingummi, *Haribo*, i.D.	343	<0,5	K
Weinkäse, *Ländle*	372	30,0	EF
Weinsauerkraut Mildessa, *Hengstenberg*	22	0,5	BV
Weinsauerkraut Mildessa Ananas, 3 Minuten, *Hengstenberg*	27	<0,5	BV
Weinsauerkraut Mildessa Speck, 3 Minuten, *Hengstenberg*	36	1,9	BV
Weinschorle, rot oder weiß, 0,25 l	95	0	K
Weintrauben	67	0,3	K
Weißbier, 0,5 l	230	0	K
Weißbrot	236	1,2	K
Weißbrot, 1 Scheibe (30 g)	71	0,4	K
Weißbrötchen, 1 St. (30 g)	80	0,6	K
Weiße Bohnen, *Bonduelle*	89	0,7	BE
Weiße Rübe	25	0,2	V
Weißkraut	25	0,2	BV
Weißkrautsalat mit Speck und Zwiebeln	95	7,7	BF
Weißwein, deutsch, halbtrocken, 0,25 l, i.D.	185	0	K

Lebensmittel (verzehrbarer Anteil)	Kilokalorien kcal	Fett g	Nährwert
Weißwein, deutsch, trocken, 0,25 l, i.D.	150	0	K
Weißweinessig, *Hengstenberg*	20	0	
Weißwurst, Münchner, 1 St. (60 g)	162	14,3	F
Weißwurst, vegetarisch, *Vitaquell*, 1 St.	225	21,6	EF
Weizen, ganzes Korn	326	1,8	BK
Weizen, gepufft, gesüßt, Bio, *Alnatura*	378	2,0	K
Weizenbier, 0,5 l	230	0	K
Weizenbier, alkoholfrei, 0,5 l	125	0	K
Weizenbrötchen, 1 St. (30 g)	82	0,6	K
Weizenbrötchen, TK, *Coppenrath & Wiese*, 1 St.	135	1,1	BK
Weizenflocken	313	2,0	BK
Weizenflocken, 1 EL	31	0,2	BK
Weizengrieß	326	0,8	BK
Weizenin, Weizenpuder	348	<0,5	K
Weizenin, Weizenpuder, 1 EL	52	0	K
Weizenkeime	314	9,2	BV
Weizenkeime, 1 EL	31	0,9	BV
Weizenkeimöl, *Naturata*	900	100	F
Weizenkeimöl, kaltgepresst, *Vitaquell*	900	100	FV
Weizenkleie, *Schneekoppe*	267	5,0	BK
Weizenmehl, Type 405, Bio, *Alnatura*	347	1,0	K
Weizenmehl, Type 550, Bio, *Alnatura*	349	1,1	K
Weizenmehl, Type 1050, Bio, *Alnatura*	344	1,8	BK
Weizenmischbrot, 1 Scheibe (40 g)	88	0,5	BK
Weizenschrot	300	2,0	BK
Weizenschrotbrot	204	1,0	BK
Weizenschrotbrot, 1 Scheibe (50 g)	102	0,5	BK
Weizenspeisekleie	180	4,7	B
Weizenspeisekleie, 1 EL	18	0,5	B
Weizenstärke	347	0,1	K
Weizenstärke, 1 TL	26	0	K
Weizenvollkornbrot	204	1,0	BK
Weizenvollkornbrot, 1 Scheibe (50 g)	102	0,5	BK
Wermut, süß, 5 cl	78	0	
Wermut, trocken, 5 cl	59	0	
Werther's Original, Minis zuckerfrei, *Storck*, 1 St.	9	0,3	K
Werther's Original, Sahnebonbons, *Storck*, 1 St.	22	0,4	K
Westberg, 45 % Fett i. Tr.	352	27,6	EF
Westlight, 30 % Fett i. Tr.	271	18,5	EF
Whiskey, Bourbon, 40 %, 4 cl	98	0	
Whiskey, Malt, 43 %, 4 cl	118	0	
Whiskey, Scotch, 40 %, 4 cl	98	0	
Whisky Sour, 8 cl	176	+	
White Lady, 9 cl	170	+	
Wiener Hörnchen, Hefeteig, 1 St.	148	4,4	K
Wiener Melange, *Nestlé*, 1 Tasse	104	1,8	K
Wiener Würstchen, 1 Paar (70 g)	205	19,8	F

Lebensmittel (verzehrbarer Anteil)	Kilo-kalorien kcal	Fett g	Nährwert
Wiener Würstchen, *Alnatura*, 1 St.	153	14,0	EF
Wildente	227	16,0	EF
Wildgans	340	31,0	F
Wildgeflügel, i.D.	158	5,8	E
Wildlachs à la Bordelaise, TK, *Iglo*, 1 Port. (165 g)	365	24,0	EF
Wildlachs mit Blattspinat, TK, *Iglo*, 1 Port. (150 g)	205	9,9	EF
Wildpastete, i.D.	257	17,1	EF
Wildreis	338	2,0	BM
Wildschwein	161	9,3	EF
Windbeutel, Sahne-, mini, TK, *Eismann*	338	25,3	FK
Winzerbrot mit Teff, glutenfrei, *3 Pauly*, 1 Scheibe (50 g)	110	2,1	K
Wirsing, Rahm-, TK, *Iglo*	57	3,2	FV
Wirsing (Wirz)	25	0,4	BV
Wirsingroulade, *Du darfst*, 1 Port. (375 g)	255	6,8	EF
Wirsingtopf, *Sonnen Bassermann*	37	1,2	K
Wodka, 40 %, 2 cl	43	0	
Wolfsbarsch	112	3,5	E
Wölkchen Schoko-Haselnuss, *Dr. Oetker*, 1 Becher	176	8,3	FK
Wölkchen Vanille, *Dr. Oetker*, 1 Becher	160	7,9	FK
Wölkchen Vanille-Geschmack, -30 % Kalorien, *Dr. Oetker*, 1 Becher	111	5,5	FK
Wollmispel	47	0,2	V
Wollwurst	272	25,0	F

Lebensmittel (verzehrbarer Anteil)	Kilo-kalorien kcal	Fett g	Nährwert
Worcestershiresauce	88	0,3	K
Worcestershiresauce, 1 Würzdosis	2	0	K
Würfelzucker	405	0	K
Würfelzucker, 1 St. (5 g)	20	0	K
Wurst, Würstchen, s.a. einzelne Sorten			
Wurstbrät	285	27,0	F
Würstchen, Dose, i.D.	271	24,3	F
Würstchen, saftig, *Du darfst*, 2 St.	192	15,9	EF
Wurzelwerk, frisch	24	0,3	MV
Würzsauce Magic Asia, *Maggi*	123	0,1	K
Würzspinat, TK, *Iglo*	84	6,4	FV
Yakult Light, 1 Port.	27	0	K
Yakult Original, 1 Port.	43	0	K
Yakult Plus, 1 Port.	30	0	K
Yamsknolle	101	0,1	B
Yamsmehl	341	1,7	BK
Yamswurzel	101	0,1	B
Yes, Cacao, *Nestlé*, 1 Riegel	163	10,6	FK
Yes, Caramel, *Nestlé*, 1 Riegel	154	9,0	FK
Yoghurt-Gums, *Katjes*	315	0,2	K
Yogurette, Original, *Ferrero*, 1 St.	72	4,5	FK
Yogurette, Yogurt Sensation, *Ferrero*, 1 St.	70	4,5	FK
Zander	83	0,7	E
Zartbittercreme, Bio, *Alnatura*	550	38,0	FK
Zauberfleks, Honig, *Kölln*	398	4,9	K
Zaziki, *Milram*	97	6,0	EF
Zazikisalat, *Apostels*	109	6,6	K

Lebensmittel (verzehrbarer Anteil)	Kilokalorien kcal	Fett g	Nährwert
Zedernüsse	699	62,3	F
Zellernuss	649	61,0	FV
Zibärtli, 42 %, 2 cl	40	0	
Zichorienkaffee Getränk, 100 ml	3	0	
Zichorienkaffee Pulver	321	1,6	
Ziegenfleisch, i.D.	149	7,9	EF
Ziegengouda, Bio, *Alnatura*	367	31,0	EF
Ziegenjoghurt, Bio, *Heirler*, 1 Becher	99	6,0	EF
Ziegenkäse, Schnittkäse, 48 % Fett i. Tr., 20 g	66	5,4	EF
Ziegenkäse, Weichkäse, 45 % Fett i. Tr.	280	21,8	EF
Ziegenmilch	69	3,9	EF
Zigeunersauce, *Kühne*	97	0,2	K
Zigeunertopf, *Rhöni*	122	5,8	EK
Zimtplätzchenteig, gebacken, *Nestlé*	487	24,3	FK
Zitronat	292	0,4	K
Zitrone	36	0,6	V
Zitronenessig, 1 EL	4	0	
Zitronenkuchen, BM, *Dr. Oetker*, 1 St.	210	9,6	FK
Zitronensaft, 1 EL (10 ml)	3	0	V
Zitronensaft, 1 TL (5 ml)	1	0	V
Zitronen-Sahne-Rolle, TK, *Coppenrath & Wiese*	276	14,6	FK
Zitronenschale, gerieben, Finesse, *Dr. Oetker*, 10 g	27	+	K
Zitronenwolke, BM, *Dr. Oetker*, 1 St.	205	7,5	FK
Zottarella, Mozzarella, *Zott*	248	19,0	EF
Zottarella, Mozzarella, Balance, *Zott*	157	8,5	EF
Zottarella Minis Classic, Mozzarella, *Zott*, 1 Becher	372	28,5	EF
Zucchini	19	0,4	MV
Zucchini, gegrillt, *Kattus*	336	39,3	F
Zucker	405	0	K
Zucker, 1 EL	61	0	K
Zucker, 1 TL	20	0	K
Zucker, s.a. einzelne Sorten			
Zuckerguss, Classic, *Dr. Oetker*	328	0	K
Zuckerl, 1 St.	20	0	K
Zuckermais	86	1,2	BK
Zuckermelone	54	0,1	MV
Zuckerrübensirup, Bio, *Heirler*	304	‹0,3	K
Zuckerschrift, *Dr. Oetker*, i.D.	296	5,8	K
Zuckerstreusel, Bunt, *Dr. Oetker*	419	5,1	K
Zuckerwatte, 1 Port.	301	0	K
Zucrinet Süßstofftablette	0	0	
Zunge, geräuchert, Aufschnitt, 225 g	385	28,0	F
Zungenwurst	285	24,0	EF
Zungenrotwurst, Thüringer, *Zimbo*	261	20,0	EF
Zupfkuchen, russischer, BM, *Dr. Oetker*, 1 St.	514	30,0	FK
Zwetschge, 1 St.	13	0	V
Zwetschgenmus, 1 TL	12	+	K
Zwetschgenwasser, 40 %, 2 cl	48	0	

Lebensmittel (verzehrbarer Anteil)	Kilokalorien kcal	Fett g	Nährwert
Zwieback, *Brandt*	395	5,2	K
Zwieback, *Brandt*, 1 St.	37	0,5	K
Zwieback, Dinkel, Bio, *Alnatura*	388	7,0	K
Zwieback, glutenfrei, *Schär*, 1 St.	33	0,5	K
Zwieback, Mini, Kokos, *Brandt*, 1 St.	37	1,3	K
Zwieback, Vollkorn, *Brandt*	383	6,0	BK
Zwieback, Vollkorn, *Brandt*, 1 St.	36	0,6	BK
Zwieback, Weizenschrot-, 1 St.	36	0,8	BK
Zwiebel	27	0,3	M
Zwiebel, getr.	198	0,9	B
Zwiebelhackbraten, *Du darfst*, 1 Port. (375 g)	424	13,9	EK

Lebensmittel (verzehrbarer Anteil)	Kilokalorien kcal	Fett g	Nährwert
Zwiebelhackbraten, Leichter Genuss, *Sonnen Bassermann*, 1 Port. (400 g)	308	4,4	EK
Zwiebelkuchen, Hefeteig vom Blech, 1 St.	210	10,0	FK
Zwiebelschmalz, Bio, *Alnatura*	814	87,0	F
Zwiebelschmelz, Bio, *Zwergenwiese*	814	86,0	F
Zwiebelsoße, *Maggi*, 1 Port. (100 ml)	43	1,9	K
Zwiebelsuppe, *Knorr*, 1 Port. (250 ml)	53	1,5	
Zwiebelsuppe, französisch, *Buss*	26	0,4	
Zwiebelsuppe, *Maggi*, 1/4 l	45	0,7	K
Zwiebelwurst	266	23,3	F

Essen außer Haus

In diesem Tabellenteil finden Sie Kalorien- und Fettangaben zu selbst gekochten Gerichten sowie zu fertig zubereiteten Speisen, süßen und herzhaften Snacks sowie Getränken, die Sie in Gaststätten, Bäckereien und Fast-Food-Restaurants erhalten.

WICHTIG

Wenn nicht anders angegeben, beziehen sich die Werte jeweils auf eine Portion, wie sie in üblichen Kochbüchern berechnet wird.

Mithilfe dieser Tabelle können Sie in etwa kalkulieren, wie viele Kalorien und wie viel Fett Sie essen, wenn Sie dies nicht über die einzelnen Zutaten eines Gerichtes präzise ausrechnen können. Dieser Tabellenteil dient nur als Orientierungshilfe. Jeder kocht anders, sodass hier nur Durchschnittswerte angegeben werden können. Gleiches gilt für die Portionsgröße, auch diese unterscheidet sich natürlich von Koch zu Koch.

Die Nährwertangaben von Fertiggerichten für die Zubereitung zu Hause finden Sie im vorderen Tabellenteil ab Seite 22.

BITTE BEACHTEN SIE

Auf den folgenden Seiten stehen nur Circa-Angaben der Kalorien- und Fettwerte. In der Kantine, im Restaurant oder bei Freunden generell lieber weniger essen, wenn Sie abnehmen möchten!

A
B

Lebensmittel (verzehrbarer Anteil)	Kilo-kalorien kcal	Fett g	Nährwert
Alaska-Seelachs, paniert, gebacken, mit Kartoffelsalat, Mayonnaise und Remoulade, *Nordsee*, 1 Port., 1 Teller	910	63,6	FK
Amaretti-Quark-Creme, 1 Port.	480	30,0	FK
Amerikaner, *Kamps*, 1 St. (100 g)	341	5,8	K
Antipasti, 1 Port.	650	48,0	F
Apfel-Birnen-Tarte, 1 St.	180	9,0	FK
Apfelkuchen, gedeckt, 1 St. (150 g)	311	7,7	FK
Apfel-Pommes, *Burger King*, 1 Port.	24	0,8	K
Apfelstrudel, Strudelteig, 1 St. (150 g)	368	19,2	FK
Apfeltasche, heiße, *McDonald's*, 1 St.	228	12,0	FK
Arme Ritter mit Zimtzucker, 1 Port. (250 g)	645	15,2	FK
Auberginen, mariniert, 1 Port. (150 g)	132	7,2	KB
Austernpilzcremesuppe, 1 Port. (250 ml)	120	9,0	F
Austernpilze, gegrillt, 1 Port.	207	20,3	F
Backfisch, mit Remoulade, *Nordsee*, 1 Port.	304	22,1	FK
Backfisch-Baguette, *Nordsee*, 1 St.	393	14,9	EK
Baguettebrötchen mit Gouda, 1 St.	333	18,4	FK
Baguettebrötchen mit Salami, 1 St.	368	15,7	FK
Baisertörtchen mit Erdbeeren, 1 Port.	290	12,0	FK
Baked Potato, mit 2 EL saurer Sahne, 1 St. (200 g)	216	9,0	K
Bami Goreng, 1 Port. (250 g)	447	14,5	KVF
Bandnudeln mit Gorgonzolasauce, 1 Port. (150 g)	780	45,4	FK
Barbecue-Sauce, *McDonald's*, 1 Port.	48	0,3	K
Basmatireis, weiß, Beilage, 1 Port. (150 g)	530	0,9	K
Bauernfrühstück, 1 Port. (250 g)	355	25,0	FK
Bauernomelette, 1 Port. (250 g)	540	33,3	EF
Bauernsalat, griechischer, 1 Port. (300 g)	330	29,1	F
Baumkuchen, 1 St. (80 g)	360	26,0	FK
Bayerische Creme, 1 Port. (150 g)	323	23,9	FK
Bienenstich, gefüllter, 1 St. (150 g)	590	41,8	FK
Big Easy Beef-Salat, mit Balsamico-Ahornsirup-Dressing, *dean & david*, 1 gr. Port.	517	36,0	EF
Big King, *Burger King*, 1 St.	486	29,6	FK
Big King XXL, *Burger King*, 1 St.	973	59,8	EF
Big Mac, *McDonald's*, 1 St.	503	25,0	FK
Biskuitroulade mit Konfitüre, 1 St.	180	3,1	K
Bismarck-Baguette, *Nordsee*, 1 St.	290	10,1	EF

Lebensmittel (verzehrbarer Anteil)	Kilo-kalorien kcal	Fett g	Nährwert
Blätterteig-Käse-Wähe, 1 Port.	895	67,0	FK
Blattspinat, gedünstet, 1 Port. (300 g)	46	0,6	MV
Blumenkohl-Brokkoli-Salat, 1 Port. (200 g)	226	14,0	BF
Bockwurst, mit Brötchen und Senf, 1 Port.	456	31,1	FK
Boeuf Stroganoff, 1 Port. (500 g)	420	15,0	FK
Bohnen, grüne, mit Speck, 1 Port.	194	14,2	FV
Bohnen-Rindfleisch-Salat, 1 Port.	310	16,0	EF
Bohnen-Tomaten-Gemüse, 1 Port.	97	5,0	BF
Bollito misto con salsa verde, 1 Port.	1050	72,5	EF
Brathähnchen, 1/2 St. (250 g)	425	23,7	EF
Brathähnchen, mit Pommes frites, 1/2 St.	815	42,1	FK
Brathering mit Bratkartoffeln, 1 Port.	733	40,0	FK
Bratkartoffeln mit Butterschmalz, 1 Port. (150 g)	239	20,0	FK
Bratkartoffeln mit Speck, 1 Port. (200 g)	274	17,4	FK
Bratwurst (Kalb), 1 St. (150 g)	405	37,5	F
Bratwurst (Schwein), 1 St. (150 g), i.D.	427	48,6	F
Bremer, *Nordsee*, 1 St.	382	10,8	EK
Brokkoli, gedünstet, mit Mandelblättchen, 1 Port. (200 g)	132	8,5	BV
Brötchen mit Butter, 1/2 St.	79	1,2	FK
Brötchen mit Butter und Gouda, 45 % Fett i. Tr., 1/2 St.	180	11,0	FK
Brötchen mit Butter und Honig, 1/2 St.	118	4,4	FK
Brötchen mit gekochtem Schinken, 1/2 St.	127	3,7	K
Brötchen mit Lachsschinken, 1/2 St.	99	0,8	K
Brötchen mit magerer Leberwurst, 1/2 St.	150	6,6	FK
Brownie, Hot, *Burger King*, 1 Port.	358	23,3	FK
Bruschetta, 1 Port. (150 g)	309	24,4	F
Bulette, gebraten, 1 Port. (150 g)	396	33,0	EF
Bündnerfleisch, 1 Port. (75 g)	152	3,8	EF
Butter, Hotelpkg., 20 g	151	16,6	F
Butterbrot, 1 Scheibe	194	11,9	FK
Buttercremetorte, Schokoladen-, 1 St. (125 g)	394	22,2	FK
Butterkuchen, 1 St. (65 g)	232	11,1	FK
Caesar Chicken-Salat, mit Parma-Lemon-Dressing, *dean & david*, 1 große Port.	543	39,2	EF
Café au lait, mit 2 St. Zucker, 1 Tasse	75	1,8	K
Café au lait, ohne Zucker, 1 Tasse	34	1,8	F
Calzone, 1 Port. (½ St.)	884	41,8	FK
Camembert, gebacken, mit Preiselbeeren und Toast, 1 Port.	638	38,0	F

Lebensmittel (verzehrbarer Anteil)	Kilokalorien kcal	Fett g	Nährwert
Cannelloni mit Fleischfüllung, 1 Port. (450 g)	662	23,2	FK
Cappuccino, mit Vollmilch, *McCafé*, 1 Tasse, regular	91	5,0	
Carpaccio, 1 Port.	245	10,5	EF
Carpaccio mit Parmesan und Baguette, 1 Port.	450	16,0	EF
Cevapcici, 1 Port.	420	33,6	EF
Chai Latte, mit fettarmer Milch, *McCafé*, 1 Port. regular	186	3,1	K
Champignonschnitzel, 1 Port.	394	25,1	EF
Champignon-Speck-Quiche, 1 St. (150 g)	329	15,8	F
Cheeseburger, *Burger King*, 1 St.	279	12,3	FK
Cheeseburger, *McDonald's*, 1 St.	302	12,0	FK
Chicken Curry Bagel, *Coffee Fellows*, 1 St.	598	24,5	FK
Chicken King Wings, *Burger King*, 6 St.	382	23,6	EF
Chicken McNuggets, *McDonald's*, 6 St.	268	14,0	EK
Chickenburger, *McDonald's*, 1 St.	322	11,0	FK
Chicken-Fajita-Sandwich, *Subway*, 1 Port. (15 cm)	279	3,3	EK
Chicken-Teriyaki-Salat, ohne Dressing, *Subway*, 1 Port.	125	1,6	EK
Chicken-Teriyaki-Sandwich, *Subway*, 1 Port. (15 cm)	288	3,4	EK

Lebensmittel (verzehrbarer Anteil)	Kilokalorien kcal	Fett g	Nährwert
Chili Cheese Nuggets, *Burger King*, 6 St.	549	30,6	FK
Chinaröllchen, 1 Port. (150 g)	336	18,0	F
Chinesische Suppe, 1 Port. (250 g)	288	15,8	F
Chinesisches Rindfleisch, 1 Port.	388	27,0	EF
Chocolate Chips Cookie, *Subway*, 1 St.	218	10,3	FK
Ciabattabrötchen mit Salami, 1 St.	234	10,5	FK
Ciabattabrötchen mit Thunfisch, 1 St.	212	6,9	FK
Clubsandwich	935	65,0	FK
Cordon bleu, 1 Port.	547	26,2	EF
Country Potatoes, 1 Port. (150 g)	225	9,0	K
Crêpes, 1 St.	267	14,2	FK
Crêpes Suzette, 1 St.	341	16,0	FK
Crispy Chicken, *Burger King*, 1 St.	511	31,4	FK
Crispy Dog, *FKC*, 1 Port. (125,4 g)	312	12,0	K
Crostini alla napoletana, 1 Port.	378	27,9	FK
Currysuppe mit Kokos, 1 Port.	260	19,0	F
Currywurst mit Curryketchup und Brötchen, 1 Port.	624	45,8	FK
Dampfnudeln mit Vanillesoße, 1 Port.	770	20,0	K
Delight Salat, mit Balsamicodressing, *Burger King*, 1 Port.	91	2,9	F
Döner Kebap, 1 Port.	620	37,0	FK
Donut, Schoko-, *Burger King*, 1 St.	386	22,1	FK

Lebensmittel (verzehrbarer Anteil)	Kilo-kalorien kcal	Fett g	Nährwert
Double Cheeseburger, *Burger King*, 1 St.	404	21,6	FK
Double Whopper, *Burger King*, 1 St.	841	50,3	FK
Eclair mit Cremefüllung, 1 St.	295	18,7	FK
Eichblattsalat mit Käsecroûtons, 1 Port.	150	7,0	BF
Eierpfannkuchen, 1 St.	210	8,0	FK
Eiersalat mit Kapernsauce, 1 Port.	281	19,1	F
Eierspätzle, 1 Port. (200 g)	308	5,8	K
Eierstich, 1 Port.	107	7,0	F
Eisbergsalat mit Essig und Öl, 1 Port.	187	20,2	FV
Eiskaffee, 200 ml	235	20,0	FK
Elsässer Flammkuchen, 1 Port. (200 g)	362	8,3	K
Entenbrustfilet mit Sauce, 1 Port. (250 g)	602	47,3	EF
Entrecôtes, 1 Port. (250 g)	355	15,0	F
Erbsengemüse, 1 Port. (150 g)	176	5,8	BF
Erbsensuppe, gelbe, 1 Port.	171	14,5	BF
Erbsensuppe mit Nudeln, 1 Port.	360	18,0	FK
Erdbeerkuchen (Mürbeteig), 1 St.	210	10,0	FK
Erdbeerkuchen (Rührteig), 1 St.	240	13,0	FK
Erdbeer-Sahne-Schnitte, 1 St.	264	20,0	FK
Erdbeertörtchen mit Sahnetupfen, 1 St.	376	22,1	FK
Feldsalat mit Vinaigrette und Speck, 1 Port.	226	23,2	MF
Fenchel, mit Gorgonzola gratiniert, 1 Port.	420	37,9	F
Fenchel-Apfel-Salat, 1 Port.	120	3,0	BV
Fenchelgemüse, 1 Port.	100	3,0	MV
Filet-o-Fish, *McDonald's*, 1 Port.	331	13,0	FK
Filetsteak mit Kräuterbutter, 1 Port.	432	33,9	EF
Fischauflauf, 1 Port.	740	43,0	EF
Fischfilet, Kabeljau, paniert, gebraten, 1 Port.	421	17,7	FK
Fischfilet, Seelachs, paniert, gebraten, 1 Port.	430	18,1	EF
Fischsuppe, 1 Port.	201	9,0	F
Fish & Chips, ohne Soße, *Nordsee*, 1 Port.	755	30,6	FK
Flädlesuppe, 1 Port. (250 g)	773	8,5	FK
Fleischbrühe, 1 Port.	30	2,0	F
Fleischkäse, warm, 1 Port. (250 g)	375	20,8	F
Fleischpflanzerl, 1 Port. (150 g)	360	24,0	EF
Forelle blau, 1 Port. (350 g)	343	10,1	E
Forellen in Weißwein, 1 Port.	373	21,4	EF
Forellencremesuppe, 1 Port.	220	13,0	EF
Frankfurter Kranz, 1 St.	423	27,4	FK

Lebensmittel (verzehrbarer Anteil)	Kilokalorien kcal	Fett g	Nährwert
Frankfurter Würstchen, 2 St. (100 g)	269	24,4	F
Frappuccino® Coffee m. Vollmilch o. Sahne, *Starbucks*, tall	230	3,5	FK
French Toast, 1 Port.	253	7,0	K
Frikadelle, gebraten, 1 Port. (120 g)	346	24,9	EF
Frittata ai funghi, 1 Port.	386	33,4	F
Frittatensuppe, 1 Port.	117	7,2	F
Früchtestrudel, 1 St.	120	6,0	FK
Fruchtsalat mit Zabaione, 1 Port.	160	6,0	FK
Frühlingsrolle, 150 g	312	19,0	FK
Fusilli mit Spinat und Sahnesauce, 1 Port.	810	45,0	F
Gans mit Rotkohl und Klößen, 1 Port.	1390	85,0	FK
Garnelen in Senfsahne, 1 Port.	387	20,9	EF
Garnelen-Box, ohne Soße, *Nordsee*, 1 Port.	538	25,4	FK
Gazpacho, 1 Port.	85	6,4	BV
Geflügellebercreme, 1 Port.	337	29,1	F
Geflügelsalat mit Kiwis, 1 Port.	330	10,0	E
Gefüllte Weinblätter, 5 St.	262	14,8	FK
Gemüse, mariniert, 1 Port.	211	15,6	F
Gemüseeintopf mit Hackfleisch, 1 Port.	528	33,4	BF
Gemüsepizza, 1 Port.	810	41,0	FK
Gemüsesalat mit Crème fraîche, 1 Port.	230	19,0	FV
Gemüsesuppe, 1 Port. (300 ml)	168	8,8	FM
Gerstenkaffee, 1 Tasse	4	0	
Gewürzkuchen, 1 St.	310	15,2	FK
Gnocchi, überbacken, 1 Port.	472	25,5	FK
Green Thai Tofu Curry, mit Reis, *dean & david*, 1 Port.	584	24,1	EF
Grilled Vegan Salad m. Paprika-Kräuter-Vinaigrette, *Tom & Sally's*, 1 Port.	497	42,1	FK
Griechischer Bauernsalat, 1 Port.	440	38,7	FM
Grilled Veggie-Salat, mit Balsamico-Ahornsirup-Dressing, *dean & david*, 1 gr. Port.	432	33,5	BF
Grillhähnchen, 1/2 St. (250 g)	570	35,0	EF
Grissini, 1 St.	35	1,0	K
Grünkernfrikadelle, 1 St.	105	4,8	BF
Grünkohl, gedünstet, 1 Port.	87	6,2	B
Guglhupf, 1 St.	360	22,0	FK
Gulasch, Rind-, ungarisch, 1 Port.	412	15,2	EF
Gulaschsuppe, 1 Port. (450 g)	293	16,5	EF
Gurkensalat, mit Dill-Sahne-Dressing, 1 Port.	93	› 8,7	FV
Gyros mit Pommes und Zaziki, 1 Port.	789	50,0	FK
Hackbraten mit Sahnesauce, 1 Port.	706	53,7	EF
Hackfleischsoße mit Makkaroni, 1 Port.	488	17,0	FK

Lebensmittel (verzehrbarer Anteil)	Kilo-kalorien kcal	Fett g	Nährwert
Hackklößchensuppe, 1 Port.	365	12,0	F
Hähnchen, gegrillt, 1/2 St. (325 g)	741	45,5	EF
Hähnchenbrust in Senfpanade, 1 Port.	670	29,0	EF
Hamburger, *Burger King*, 1 St.	239	9,2	FK
Hamburger, *McDonald's*, 1 St.	253	8,5	FK
Hamburger Royal TS, *McDonald's*, 1 St.	455	26,0	FK
Ham-Sandwich, *Subway*, 1 Port. (15 cm)	265	4,4	K
Hasenrückenfilets, 1 St. (250 g)	383	8,8	EF
Hefezopf, 1 Scheibe (65 g)	165	3,8	FK
Heidelbeer-Pie, 1 St.	400	20,0	FK
Heilbutt, gegrillt, 1 Port. (300 g)	330	5,5	E
Heringssalat, mit Kartoffeln, roten Beten und Äpfeln, 1 Port.	514	36,1	FK
Himbeercreme, 1 Port.	400	23,0	FK
Himbeeren auf Biskuit, 1 St.	160	7,0	FK
Himbeer-Sahnetorte, 1 St.	300	14,0	FK
Hirschgulasch mit Pilzen, 1 Port.	600	34,0	EF
Hirschsteak, mariniert, 1 Port.	105	1,0	E
Hirsenudeln mit Sahne-Gemüse-Sauce, 1 Port.	535	19,0	FK
Hirtensalat, 1 Port. (160 g)	180	14,0	F
Hot Dog, 1 Port. (150 g)	348	14,8	FK
Hühnerfrikassee, 1 Port. (250 g)	248	11,5	F
Hühner-Reis-Salat, 1 Port.	550	27,0	EF
Hummerkrabben, 1 Port.	210	10,0	EF
Indischer Salat mit Reis und Hühnerfleisch, 1 Port.	260	8,0	E
Irish Coffee, 200 ml	314	21,8	FK
Italian Chef Sandwich, *Tom & Sally's*, 1 St. (340 g)	641	29,2	K
Italian-BMT-Sandwich, *Subway*, 1 Port. (15 cm)	393	16,2	FK
Jägerschnitzel, 1 Port. (250 g)	513	22,5	F
Kabeljau, paniert, 1 Port.	421	17,7	EF
Kaffee mit 1 EL Kondensmilch, 1 Tasse	15	0,6	
Kaffee mit 1 EL Kondensmilch und 2 St. Zucker, 1 Tasse	35	0,6	K
Kaiserschmarrn, 1 Port. (320 g)	694	30,6	FK
Kalbfleisch in Weißwein, 1 Port.	365	24,7	EF
Kalbsgeschnetzeltes, 1 Port. (250 g)	327	20,0	F
Kalbshaxe, geschmort, 1 Port. (150 g)	472	18,0	EF
Kalbsleber mit Äpfeln und Zwiebeln, 1 Port. (150 g)	314	11,9	EF

Lebensmittel (verzehrbarer Anteil)	Kilo-kalorien kcal	Fett g	Nährwert
Kalbsrollbraten, gefüllt, 1 Port.	552	56,3	F
Kalbsschnitzel, natur, gebraten, 1 St. (150 g)	136	1,9	E
Kalbsschnitzel, paniert, gebraten, 1 St. (125 g)	383	27,8	EF
Karotten, glasiert, 1 Port.	156	4,4	FV
Karotten-Kokos-Suppe, *dean & david*, 1 Port.	278	19,7	FV
Karpfen, blau, 1 Port. (300 g)	336	15,2	EF
Karpfen, gebacken, 1 Port.	378	18,4	EF
Kartoffelbrei, 1 Port. (200 g)	212	6,0	FK
Kartoffelgratin mit Käse, 1 Port. (200 g)	481	30,2	FK
Kartoffelkroketten, 1 Port. (200 g)	530	36,0	FK
Kartoffeln, gebacken, mit saurer Sahne, 1 Port.	353	19,6	KM
Kartoffelsalat mit Brühe, 1 Port. (250 g)	270	14,0	FK
Kartoffelsalat mit Mayonnaise, 1 Port.	520	27,5	FK
Kartoffelsuppe mit Wurst, 1 Port. (200 g)	360	19,0	FK
Käsebrot (1 Scheibe Roggenmischbrot mit 10 g Butter und 1 Scheibe Gouda)	321	13,0	FK
Käsekuchen, 1 St.	324	17,4	FK
Käse-Makkaroni-Auflauf, 1 Port. (200 g)	568	26,0	FK

Lebensmittel (verzehrbarer Anteil)	Kilo-kalorien kcal	Fett g	Nährwert
Käsenudeln, 1 Port.	314	17,0	FK
Käsesahnetorte, 1 St.	277	12,4	FK
Käsespätzle, 1 Port. (300 g)	609	28,8	FK
Kasseler Rippenspeer mit Sauerkraut, 1 Port.	560	24,0	F
King Pommes, *Burger King*, 1 Port.	247	12,4	FK
King Sundae mit Schokosauce, *Burger King*, 1 Port.	222	6,6	K
Kirschmichel, 1 Port. (200 g)	422	21,2	K
Knoblauchbrot, geröstet, 1 Port.	353	18,1	FK
Königsberger Klopse mit Soße, 1 Port.	706	53,3	F
Königskuchen, 1 St.	274	12,0	FK
Kopenhagener Schnecken, 1 St.	304	12,8	FK
Kopfsalat, mit Essig-Öl-Marinade, 1 Port.	149	15,2	FV
Krabbensalat, 1 Port. (125 g)	286	22,3	EF
Kraftbrühe mit Markklößchen, 1 Port.	150	9,0	EF
Krautsalat mit Speckmarinade, 1 Port. (200 g)	172	9,6	FV
Krautwickel, 1 Port. (200 g)	240	20,8	F
Lachs in Tomatencreme, 1 Port. (125 g)	250	17,5	EF
Lachsforelle im Salzmantel, 1 Port.	260	12,0	E
Lahmacun (türkische Pizza), 1 St. (400 g)	508	24,0	EK

Lebensmittel (verzehrbarer Anteil)	Kilo-kalorien kcal	Fett g	Nährwert
Lammhack mit Joghurt, 1 Port.	500	32,0	EF
Lammkeule, 1 Port. (300 g)	640	48,0	EF
Lammkoteletts, mariniert, 1 Port.	696	64,0	EF
Lasagne mit Hackfleisch und Pilzen, 1 Port. (400 g)	568	24,4	FK
Leberkäse, warm, 1 Port. (200 g)	588	54,8	F
Leberknödelsuppe, 1 Port. (200 g)	170	10,0	FK
Lebkuchenherz, 1 St.	276	3,6	FK
Leipziger Allerlei, 1 Port. (300 g)	200	10,9	BV
Linseneintopf mit Speck, 1 Port.	308	7,8	EF
Linsensalat, 1 Port. (100 g)	246	11,1	BF
Linzer Torte, 1 St. (100 g)	423	18,0	FK
Maccheroni alla bolognese, 1 Port.	488	17,0	FK
Marillenknödel mit Semmelbrösel, 1 Port. (170 g)	518	12,8	K
Marmorkuchen, 1 St. (70 g)	274	15,2	FK
Mascarponecreme, 1 Port. (125 g)	403	35,1	F
Matjes-Baguette, *Nordsee*, 1 St. (185 g)	267	9,3	EK
Matjessalat, 1 Port. (200 g)	512	48,0	EF
McCroissant, *McDonald's*, 1 St.	304	17,0	FK
McFlurry Smarties, *McDonald's*, 1 Port.	496	17,0	FK
McMuffin, Bacon & Egg, *McDonald's*, 1 St.	254	13,0	FK
McRib, *McDonald's*, 1 St.	477	22,0	FK
McToast Ham, *McDonald's*, 1 Port.	204	4,4	FK
Meeresfrüchtesalat, 1 Port. (100 g)	362	19,4	EF
Melone mit Schinken, 1 Port. (100 g)	110	3,0	EV
Milchkakao, 0,2 l	750	10,0	K
Milchreis mit Beeren, 1 Port. (400 g)	575	10,0	K
Milchshake, *Burger King*, 1 mittlere Port., i.D.	236	6,1	K
Minestrone, 1 Port. (250 g)	130	5,8	BM
Mini Pancakes, mit Sirup, *Burger King*, 6 St.	264	10,2	FK
Mohn-Quarkkuchen, 1 St. (130 g)	450	25,0	FK
Möhrengemüse, glasiertes, 1 Port. (100 g)	77	4,4	KV
Mokka-Mandeltorte, 1 St. (100 g)	404	26,0	FK
Moussaka, 1 Port. (350 g)	438	31,2	F
Mousse au chocolat, 1 Port. (75 g)	243	15,3	FK
Mozzarella mit Tomaten, 1 Port. (200 g)	379	34,9	EF
Muffin, Blaubeer-, *McCafé*, 1 St.	514	30,0	FK
Muffin, Schoko, *McCafé*, 1 St.	469	24,0	FK
Nasi Goreng, 1 Port. (430 g)	473	25,0	FK

Lebensmittel (verzehrbarer Anteil)	Kilo-kalorien kcal	Fett g	Nährwert
Nockerl mit Gorgonzola, 1 Port. (330 g)	1500	72,0	FK
Nudelauflauf mit Fleischsauce, 1 Port. (250 g)	632	26,6	FK
Nudeln, Beilage, 1 Port. (150 g)	176	2,3	K
Nudeln mit Gorgonzolasauce, 1 Port. (150 g)	601	19,9	FK
Nudelsalat mit Gemüse und Mayonnaise, 1 Port.	598	40,6	FK
Nudelsalat mit Vinaigrette, 1 Port.	253	8,1	K
Nussecken, 1 St.	223	14,5	FK
Nusshörnchen, 1 St.	370	21,6	FK
Nusstorte mit Zitronencreme, 1 St.	332	21,0	FK
Oatmeal and Raisins Cookie, *Subway*, 1 St.	196	8,1	FK
Obstkuchen (Biskuitteig), 1 St.	349	5,0	FK
Obstkuchen (Hefeteig), 1 St.	220	4,4	FK
Obstkuchen (Mürbeteig), 1 St.	450	18,0	FK
Obstkuchen (Rührteig), 1 St.	300	13,7	FK
Obstsahnetorte, 1 St.	360	16,0	FK
Obstsalat, 1 Port. (150 g)	80	0,5	V
Ofenkartoffel mit Kräuterquark, 1 Port. (150 g)	134	4,2	BK
Omelett mit Kräutern und Pilzen, 1 Port. (200 g)	276	21,8	F
Omelette von einem Ei	166	10,9	F

Lebensmittel (verzehrbarer Anteil)	Kilo-kalorien kcal	Fett g	Nährwert
Onion Rings, *Burger King*, 6 St.	195	7,9	FK
Ossobuco, 1 Port. (150 g)	544	30,0	EF
Paella, 1 Port. (300 g)	901	29,7	FK
Palatschinken, gefüllt, 1 St. (150 g)	597	22,0	FK
Panna cotta mit Karamellsauce, 1 Port.	448	38,3	FK
Paprikaschnitzel, 1 Port. (250 g)	360	20,0	FK
Paprikaschote, gefüllt, in Tomatensauce, 1 Port.	442	25,1	BF
Pekingente, 1 Port. (200 g)	790	57,0	FK
Penne all' arrabbiata, 1 Port.	510	10,5	K
Pfannkuchen, 1 Port.	291	18,0	FK
Pflaumenkuchen, 1 St.	190	6,0	K
Pilzrahmsuppe, 1 Port. (200 g)	160	13,0	F
Pilzsalat, 1 Port. (150 g)	153	13,8	BF
Pizza Margherita, 1 Port. (350 g)	696	27,3	FK
Pizza Napoli, 1 Port. (350 g)	675	22,8	FK
Plunderhörnchen, gefüllt, 1 St.	379	23,4	FK
Pommes frites, *Burger King*, 1 kleine Port.	247	12,4	FK
Prinzregententorte, 1 St. (150 g)	579	38,9	FK
Puddingbrezel, *Kamps*, 1 St.	400	13,2	FK
Putenbrust mit Soße, 1 Port. (250 g)	380	13,0	EF

Lebensmittel (verzehrbarer Anteil)	Kilokalorien kcal	Fett g	Nährwert
Putengeschnetzeltes mit Curry und Banane, 1 Port.	319	12,8	EF
Putenschnitzel, gebraten, 1 Port. (200 g)	500	20,0	EF
Quark-Kirschkuchen, 1 St.	306	18,0	FK
Quarknockerl mit Kompott, 1 Port.	270	5,0	K
Quiche Lorraine, 1 St.	321	26,1	FK
Ratatouille, 1 Port. (100 g)	131	9,0	FV
Räucherlachssalat, Keitumer, *Gosch*, 1 Port. (125 g)	350	30,8	F
Ravioli mit Salbeibutter, 1 Port.	637	42,0	FK
Red Thai Beef Curry, mit Reis, *dean & david*, 1 Port.	608	21,9	FK
Rehrücken (Kuchen), 1 St. (100 g)	415	21,0	FK
Reibekuchen, 1 Port. (4 St.)	280	2,4	FK
Reissalat mit Erbsen und Schinken, 1 Port.	428	14,3	EK
Rhabarberkuchen (Mürbeteig), 1 St.	290	12,0	FK
Riesengarnelen mit Currysauce, 1 Port. (150 g)	186	12,9	EF
Rinderfilet in Kräuterkruste, 1 Port.	255	20,0	EF
Rindergulasch, ungarisch, 1 Port. (150 g)	116	1,5	EF
Rinderroulade in Sauce, 1 Port. (250 g)	386	16,8	EF
Rinderschmorbraten m. Rotweinsauce, 1 Port.	216	13,2	EF
Rindfleischcurry, 1 Port.	434	30,6	EF
Rindfleischsuppe mit Croûtons, 1 Port.	70	2,0	
Risotto Mailänder Art, 1 Port.	315	9,3	FK
Roastbeef mit Kräutersauce, 1 Port. (150–200 g)	380	27,0	EF
Rosinenkuchen (Rührteig), 1 St. (80 g)	245	7,0	K
Rosinenweckchen, *Kamps*, 1 St.	298	7,9	FK
Rostbratwurst mit Senf und Brötchen, 1 Port.	609	45,0	FK
Rotbarschfilet mit Zitronensoße, 1 Port.	433	31,0	EF
Rote Grütze mit Vanillesauce, 1 Port. (160 g)	166	1,8	FK
Rote-Bete-Salat mit Essig, 1 Port.	30	0	B
Rüeblitorte, 1 St.	278	21,0	FK
Rumpsteak (200 g) mit Zwiebeln, 1 Port.	427	5,3	EF
Sachertorte, 1 St.	285	15,4	FK
Salat niçoise, 1 Port. (250 g)	137	7,5	FM
Salzkartoffeln, 1 Port. (200 g)	143	0,2	MV
Sardinen, mariniert, 1 Port.	402	25,6	EF
Schaschlik, 1 Spieß mit Soße (100 g)	320	12,0	F
Schellfisch in Senfsauce, 1 Port.	480	22,0	EF
Schillerlocke, Gebäck, gefüllt, 1 St.	260	20,0	FK
Schinkenbrot, 1 St.	318	8,5	F
Schnecken mit Butter, 1 Port.	159	14,8	F

Lebensmittel (verzehrbarer Anteil)	Kilo-kalorien kcal	Fett g	Nährwert
Schokoladentorte, 1 St. (130 g)	480	33,0	FK
Schupfnudeln, 1 Port.	296	2,6	FK
Schwarzwälder Kirschtorte, 1 St. (135 g)	451	20,3	FK
Schweinebraten mit Kruste, 1 Port. (150 g)	480	22,3	EF
Schweinefilet in Zwiebel-Sahne-Sauce, 1 Port.	500	34,1	EF
Schweinegulasch, 1 Port.	420	13,6	F
Schweinekotelett, natur, gebraten, 1 Port. (150 g)	365	22,6	EF
Schweinekotelett, paniert, gebraten, 1 Port. (150 g)	408	20,3	EF
Schweinelende in Sauce, 1 Port. (150 g)	279	18,9	EF
Schweineschnitzel, natur, gebraten, 1 Port. (150 g)	261	9,0	EF
Schweineschnitzel, paniert, gebraten, 1 Port. (150 g)	378	18,2	EF
Schweinshaxe, bayrisch, 1 Port. (150 g)	227	9,8	EF
Seelachs-Ei-Baguette, *Nordsee*, 1 St. (145 g)	297	12,1	EF
Seelachssuppe, 1 Port.	290	8,0	E
Seezungenfilet in Weißweinsauce, 1 Port.	630	14,0	EF
Selleriesalat m. Nusssauce, 1 Port. (360 g)	260	15,0	BF
Semmelknödel mit Pilzragout, 1 Port.	395	19,5	FK
Shrimpscocktail, 1 Port. (200 g)	325	26,6	EF
Snack Salat Classic, mit Balsamicodressing, *McDonald's*, 1 Port.	36	0,9	MV
Snack Salat Classic, mit Caesar Dressing, *McDonald's*, 1 Port.	166	14,4	VF
Spaghetti carbonara, 1 Port. (250 g)	658	44,9	FK
Spaghetti Bolognese, 1 Port. (300 g)	420	10,5	FK
Spaghetti m. Tomatensoße, 1 Port. (250 g)	360	17,0	K
Spare Ribs, 1 Port. (200 g)	1050	38,4	EF
Spargelquiche, 1 St.	810	51,0	FK
Spätzle mit Gemüse, 1 Port.	450	16,0	FK
Spinat-Quark-Torte, 1 St.	540	21,0	FK
Spritzkuchen, 1 St. (80 g)	216	6,8	FK
Steinbutt, gegrillt, 1 Port. (250 g)	240	5,0	EF
Streuseltaler, *Kamps*, 1 St. (260 g)	1152	39,0	FK
Surhaxe mit Sauerkraut, 1 Port.	1500	120	F
Sushi, Maki-Roll, i.D.	188	4,0	E
Sushi, Nigiri, i.D.	284	11,0	EF
Sushi-Box California, *Nordsee*, 6 St.	336	11,1	K
Tagliatelle mit Scampi u. Sahnesauce, 1 Port.	873	40,0	FK
Tee mit 1 EL Milch, 1 Tasse	10	0,6	M
Tee mit 1 TL Zitronensaft, 1 Tasse	1	0	M
Tee mit 1 TL Zucker, 1 Tasse	20	0	K

Lebensmittel (verzehrbarer Anteil)	Kilo-kalorien kcal	Fett g	Nährwert
Teigwaren, Beilage, gegart, 1 Port.	258	0,9	K
Thunfisch, geschmort, 1 Port.	750	51,9	EF
Thunfischsalat mit weißen Bohnen, 1 Port.	242	12,6	EF
Tintenfischringe, frittiert, 1 Port.	418	23,5	EF
Tintenfischsalat, 1 Port.	110	1,0	E
Tiramisu, 1 Port.	561	36,9	FK
Toast Hawaii	257	14,8	F
Tomatensalat mit Balsamicodressing, 1 Port.	79	6,3	FV
Tomatensuppe mit Knoblauchcroûtons, 1 Port.	309	20,0	FV
Topfenstrudel, 1 Port.	540	17,0	FK
Tortellini mit Butter und Parmesan, 1 Port.	547	29,2	FK
Trinkschokolade, 0,2 l	390	1,8	K
Tsatsiki, 1 Port. (100 g)	724	14,8	F
Tuna-Sandwich, *Subway*, 1 Port. (15 cm)	350	12,0	FK
Turkey Mini-Sub, *Subway*, 1 St.	183	2,4	EK
Vanillecreme, 1 Port.	214	4,5	FK
Vanillekipferl, 2 St.	64	4,1	FK
Veggie-Delite-Sandwich, *Subway*, 1 Port. (15 cm)	215	2,3	K
Vinaigrette, 1 Port.	139	15,0	F
Vollkorn-Piadine, Chicken-Paprika, *dean & david*, 1 Port.	314	13,8	EK
Vollkornpizza, 1 St. (ca. 350 g)	240	15,0	BF
Waffeln, belgische, 1 St. (100 g)	450	32,0	FK
Waldorfsalat, 1 Port.	339	31,2	FV
Walnusstorte, 1 St.	480	33,0	FK
Weincreme, 1 Port. (150 g)	300	16,0	FK
Weißkrautsalat mit Speckmarinade, 1 Port.	423	7,9	BF
Weißwürste mit süßem Senf, 2 St.	587	49,4	F
Whopper, *Burger King*, 1 St.	613	33,5	FK
Wiener Schnitzel, o. Soße, 1 Port. (150 g)	300	9,6	EF
Wikinger, *Nordsee*, 1 Port. (200 g)	545	22,0	FK
Wildragout mit Sahnesauce, 1 Port.	670	31,0	EF
Wildschweinrücken, geschmort, 1 Port.	450	15,0	EF
Windbeutel, 1 St.	213	14,0	FK
Wirsing in Sahnesauce, 1 Port.	143	10,6	BF
Wuppi, Schoko, *Kamps*, 1 St.	364	9,6	FK
Wurstsalat, Schweizer, 1 Port.	919	81,1	EF
Yellow Thai Curry, mit Reis, vegan, *dean & david*, 1 Port.	567	23,1	FK
Zabaione, 1 Port.	316	14,6	FK
Zitronenkuchen, 1 St.	340	17,0	FK
Zürcher Geschnetzeltes, 1 Port.(180 g)	380	26,6	EF
Zwiebelkuchen, 1 St.	218	13,8	FK
Zwiebelsuppe, französische, 1 Port.	210	12,0	FK

Zum Nachschlagen

Bücher, die weiterhelfen

Berg, Prof. Dr. A./Stensitzky, A./König, Prof. Dr. D.: Cholesterin senken, Gräfe und Unzer Verlag

Bracht, P.: Intervallfasten. Für ein langes Leben – schlank und gesund, Gräfe und Unzer Verlag

Biesalski, H.-K./Grimm, P.: Taschenatlas Ernährung, Thieme Verlag

Elmadfa, Prof. Dr. I./Aign, W./Muskat, Prof. Dr. E./Fritzsche, D.: Die große GU Nährwert-Kalorien-Tabelle, Gräfe und Unzer Verlag

Elmadfa, Prof. Dr. I./Meyer, Dr. A. L.: Kalorien im Griff, Gräfe und Unzer Verlag

Elmadfa, Prof. Dr. I./Aign, W./Fritzsche, D.: Nährwerte, Gräfe und Unzer Verlag

Fritzsche, D.: Diabetes, Gräfe und Unzer Verlag

Fritzsche, D.: Nahrungsmittel-Intoleranzen, Gräfe und Unzer Verlag

Froböse, I.: Das Turbo-Stoffwechsel-Prinzip, Gräfe und Unzer Verlag

Grillparzer, M.: Die Erfolgsdiät simple glyx, Gräfe und Unzer Verlag

Grillparzer, M.: Fatburner. So einfach schmilzt das Fett weg, Gräfe und Unzer Verlag

Heizmann, P.: Ich bin dann mal schlank: Die Erfolgs-Methode, Draksal Verlag

Heizmann, P.: Ich bin dann mal schlank: Das Erfolgsprogramm, Gräfe und Unzer Verlag

Heseker, B./Heseker, H.: Nährstoffe in Lebensmitteln, Umschau Zeitschriftenverlag

Lützner, Dr. med. H./Million, H.: Richtig essen nach dem Fasten, Gräfe und Unzer Verlag

Pape, Dr. med. D./Schwarz, R./Trunz-Carlisi, E./Gillessen, H./Cavelius, A./Ilies, A.: Schlank im Schlaf. Das Basisbuch, Gräfe und Unzer Verlag

Pölt, A.: Die richtige Ernährung bei Bluthochdruck, Übergewicht, Diabetes, Gicht, Cholesterin, Gräfe und Unzer Verlag

Sandjon, C.-F.: Abnehmen mit Smoothies, Gräfe und Unzer Verlag

Sautter, N.: Wellcook: Essen Sie sich satt, schlank und gesund, Zabert Sandmann Verlag

Schottdorf-Timm, Dr. C./Maier, Prof. Dr. V.: Laborwerte. Der Wegweiser durch deb Wertedschungel, Gräfe und Unzer Verlag

Strunz, U.: Die neue Diät: Fit und schlank durch Metabolic Power, Heyne Verlag

Teubner Food: Die ganz Welt der Lebensmittel, Gräfe und Unzer Verlag

Impressum

Aktualisierte Neuausgabe

Bearbeitung: Katrin Klever, Johanna Dries
Projektleitung: Nadine Widl
Gestaltung: independent Medien-Design GmbH, Horst Moser, München
Fotos: Toma Evsuvdo/Stocksy (Cover)
Herstellung: Markus Plötz
Satz: Reemers Publishing Services, Krefeld
Druck und Bindung: Dimograf. Polen

ISBN 978-3-8338-6959-4

1. Auflage 2019

www.facebook.com/gu.verlag

WICHTIGER HINWEIS

Die Empfehlungen und Nährwertangaben des vorliegenden Kompasses sind von Autoren und Verlag sorgfältig recherchiert und geprüft. Alle Leserinnen und Leser sind jedoch aufgefordert, selbst zu entscheiden, ob und inwieweit sie die Anregungen aus diesem Buch umsetzen wollen.

GRÄFE UND UNZER

Ein Unternehmen der
GANSKE VERLAGSGRUPPE